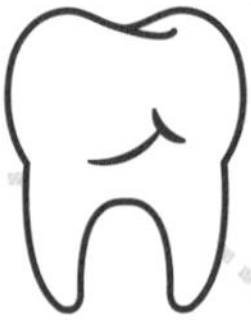

美味しいと感じることこそ「生きる」の基本

医療法人あした会 中西歯科・こども矯正歯科
名誉院長 中西保二
院長 中西　茂

いい食べ物 ＋ よく噛んで唾液分泌 ＋ 消化吸収 ＝ 健康長寿

評言社

はじめに

私は「私の歯科人生50年の想い」をどうしてもみなさんにお伝えしたく、筆をとりました。少し長くなりますが、お読みください。

2019年12月に始まった世界的パンデミック、新型コロナウイルス感染症騒動がやっと沈静化し、感染症「2類」から、季節性インフルエンザと同じ「5類」に移行しました。3年以上にわたるコロナ騒動がおさまり、ワクチン接種の狂騒がなくなり、マスクのいらない平常の生活に戻り、安堵しているこの頃です。

私自身は、新型コロナは通常のインフルエンザと同等と思っていたので、ワクチンは一度も接種していません。それには私なりの考えがあります。

人間のからだというものは、日常の食生活において、よく噛《か》んで咀嚼《そしゃく》し、唾液《だえき》を出し、体温を上げる。そして、腸の免疫力を高めさえすれば、からだが自然に細菌やウイルスと戦い、病気とは無縁の状態を維持してくれるのです。

クスリはリスク！

そう思いませんか？

化学物質の塊であるワクチンは、副作用があり、大変危険なのです。クスリという対症《たいしょう》療法《りょうほう》は、からだにとって〝危険でリスク大〟と知ってほしい。

1918年のスペイン風邪（インフルエンザ）では、全世界で4500万人以上が亡くなりました。世界人口20億人の時代なので、このスペイン風邪がいかに猛威をふるったかがわかります。

ところが、アメリカのある神学校の牧師は、スペイン風邪にかかった90人の肺炎の信者を集め、4日間の〝水だけ断食〟を実行したのです。

すると4日後には全員が平熱になり、その後は、ヴィーガン（完全なベジタリアンで、動物性タンパク質抜き）の食事で完治したのです。

このように、インフルエンザに感染しても、「人間にふさわしい食生活と断食」をすれば、一人も亡くならなかったのです。

マスコミは、この大事な事実を一度も報道していません。

国民はただひたすらワクチン接種を政府・医師・マスコミから強要されたのです。

「美と健康は〈自然の法則〉に従って生きる人への自然からの〈贈り物〉である」

500年前に遺したレオナルド・ダ・ヴィンチの言霊《ことだま》です。

「人は、自然に近づくほど健康になり、自然から遠ざかるほど病気になる」

これは、古代ギリシャの医聖ヒポクラテスの言霊です。


自然の法則とは、何でしょうか?

自然に近づくとは、何でしょうか?

ぜひ考えてみましょう。


自然に近づくとは——

「医」「食」「住」から化学物質を遠ざけること。

「医」のクスリは、(西洋医学では)化学物質です。

「食」は、添加物のない自然食にしましょう。

「住」は、天然素材の自然住宅にして、電磁波対策をしましょう。


自分の健康は、自分で守る！

人（医師）に頼るな、己に頼れ！


今は飽食の時代。コンビニは年中無休で24時間営業。お金を払えば、いつでも、どこでも、だれでもが何でも食べられます。

「朝昼晩《あさひるばん》」と、1日に3食を食べるのが当たり前の世の中。特に「朝食をしっかり食べなさい！」は、当たり前なのでしょうか？

自然界の動物にとって、1日3食はありえないことです。

いつも身近にいるスズメやハトやカラスを見ていて、私はそのように思います。

彼らは、ひもじい思いで、いつも断食をしています（エサがないときは断食せざるをえません）。それでいて病気になって、苦しんでいる姿を見たことがありません。近づくと元気に飛び去って行きます。

そのエネルギーは、いったいどこから来るのでしょうか？

渡り鳥は何千キロもの旅をするのに、3食も腹いっぱい食べて、旅立っているはずはありません。


「1日3食、しっかり食べなさい！」は、疑問に思いませんか？

習慣というものは恐ろしいですね。

毎日3食をいただいていると、脳が勘違いして食べるようにすすめるのです。

一度、自分の腸に聞いてみましょう！

今、あなたは食べたいですか？

あなたの食べる回数や基準は、何ですか？

あなたは、お腹がすいて「グー」とお腹が鳴った経験がありますか？

私はうれしいことに、毎日経験しています。

私の食べる基準は、「お腹がすいた〜　ググー」という、からだの奥からの声。お腹がすいて、「やっと食べられる〜」ということに感謝するのです。

一口入れて、箸を置く。箸置きに「箸を置く」という習慣は、極めて大切な日本人の食文化なのです。

モグ　モグ　モグ……

ひと口50回、よく噛みます。唾液が溢れるくらいよく出てきます。

美味《おい》し〜い！

命《いのち》の元《もと》を慎《つつし》んでいただくのです。

まさに、**美味しいと感じることこそ「生きる」の基本**なのです。

日本人に多いがん、糖尿病、心臓疾患、脳疾患、歯周病などの原因は、すべて「食べ過ぎ病」です。はっきり言って、お腹いっぱいに食べ過ぎて、からだの中に体毒が溜まって、病気になったのです。

体毒とは「心の毒」と「食の毒」です。

心の毒とは、「悩み過ぎ」です。いつでも感謝し、いつでも笑い、いつでも喜び、心の断捨離《だんしゃり》をするのです。

自分を大好きになって、おおいに褒《ほ》めまくりましょう。褒め言葉のシャワーを人からいただくのはもっといいですね。

私のモットーは
明るい挨拶《あいさつ》、大きな返事《へんじ》、素直《すなお》で、前向き
妬《ねた》み・怒《いか》り・恨《うら》み・嫉《そね》みは心の毒です。

明朗《めいろう》・愛和《あいわ》・喜働《きどう》
明るく、なかよく、喜んで働きましょう。

笑えなければ、誰かにくすぐってもらいましょう。
わぁはっはっはぁ
笑門来福《しょうもんらいふく》

食の毒とは……ズバリ〝食べ過ぎ〟です。
食べ過ぎて病気になったのに、さらに薬毒《やくどく》（クスリ）を入れて治るはずがありません。

まずは「からだの断捨離」で、溜まった毒素を排出するのです。

私は68歳のとき、難病といわれる「類天疱瘡《るいてんぽうそう》」という皮膚疾患を体験しました。全身の皮膚が、湿疹《しっしん》と水泡《すいほう》と痒《かゆ》みで眠れなく、本当に地獄を味わいました。

その原因は、朝・昼・晩の3食、食べ過ぎだったのです。全身に害毒《がいどく》が溜まって、疲弊《ひへい》したからだが悲鳴をあげたのです。

「病気は、今の生活への赤信号だよ」

「あなたの今の食生活は、間違っていますよ」

「早く気づきなさいよ!!」

という、からだからの警告《けいこく》だったのです。

そうです!

私の皮膚に突然現れた症状は「からだが治そうとするメッセージ」だったのです。

私は3か所の皮膚科を通院しましたが、クスリ（ステロイド剤や抗生物質）を処方されただけで、食養生の話はまったくありませんでした。

クスリを飲んでも一向によくならないので、「クスリはリスク（危険）」と判断した私は、東京・茅場町《かやばちょう》の鶴見クリニックを受診しました。

鶴見隆史医師の「ファスティング（断食）で治しましょう！」との助言を受け容れた私は覚悟を決めました。私の人生で、生まれて初めての断食体験でした。その結果、時間はかかりましたが、断食で害毒を出しきり、もとのきれいな肌に蘇《よみがえ》ったのです。

難病から生還した今だから、はっきりと言えます。

クスリで病気は根本的に治らない！

からだからの内なる声を聞き、病気の原因を取り除き、食生活やライフスタイルを改善すれば、自ずとからだは自然に治癒《ちゆ》するのです。

自然に治癒する〝健康方程式〟があります。

健康＝微量栄養素÷カロリー

すなわち、健康は「摂取するカロリーの中で、どれだけの微量栄養素が摂《と》れているかによって決定される」のです。

具体的には、ビタミン・ミネラル・食物繊維・ファイトケミカル・酵素などが豊富な微量栄養素いっぱいの食物です。つまりそれは、プラントベース（植物由来）のホールフード（全体食）です。

よく噛《か》んで咀嚼《そしゃく》して、唾液《だえき》が溢れ出て、素材を味わい「美味し〜い！」と感じることこそ、健康の源です。

そのためには、

「歯が健康であること
食べたい物を、なんでもバリバリ食べられること」です。


本書では拙著『ずっと健康で長生きしたいなら噛んで唾液を出しなさい』（2023年1月、評言社刊）で、書ききれなかった新たな情報を追加しました。

特に骨格の成長不足で鼻呼吸《びこきゅう》ができず、口呼吸《こうこきゅう》で起こる、さまざまなトラブル「扁桃腺肥大《へんとうせんひだい》・猫背《ねこぜ》・アレルギー性鼻炎《びえん》・中耳炎《ちゅうじえん》など」に、悩んでいる子どもたちが増えてきています。

本書では、中西歯科医院の中西茂院長が、顎顔面矯正治療《がくがんめんきょうせいちりょう》で発育期の小児を歯科から画期的に改善していて、その具体的な方法なども解説しているので、ぜひ読んでいただきたいと思います。

私の使命は、あなたのかけがえのない〝歯〟という大切な〝臓器〟を守ること。健康な状態で、一生使っていただくようにお手伝いすること。

つまり、

「歯の健康なくして、からだの健康はあり得ない」

「食養生なくして病気は根本的に治らない」

「健口腸寿《けんこうちょうじゅ》の秘訣は、よく噛《か》んで咀嚼《そしゃく》して唾液《だえき》を出すこと」

みなさんが、歯医者さんで「定期的予防処置」を受け、ますます、健口《けんこう》と口福《こうふく》になり、「よい食べ物を選び、暮らしを変える」ことで腸内環境が改善され、健口腸寿となり、本来の健康長寿を実現する人が増えれば、この上ない喜びです。

中西 保二

もくじ――美味しいと感じることこそ「生きる」の基本

第1章　歯の健康なくしてからだの健康はありえない

第2章　食養生なくして病気は根本的に治らない

第3章 健康長寿の秘訣は、よく噛んで咀嚼して、唾液を出すこと

第1章

歯の健康なくして からだの健康はありえない

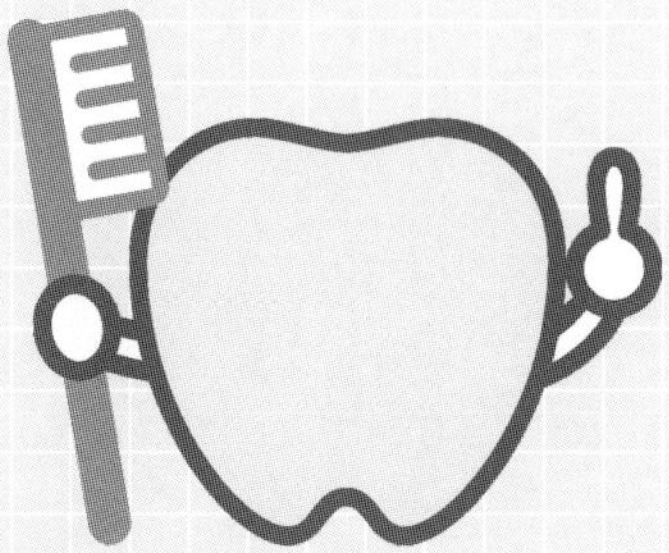

2023年1月に前著『ずっと健康で長生きしたいなら噛んで唾液を出しなさい』(評言社)を出版して、多くの方に歯の話をする機会が増えました。ところが、意外に歯のことを知らない人が多いので驚いています。

「人の歯の本数をご存じですか?」と質問して、正解を答えられない人が9割以上もいらっしゃるのです。

専門家でないので仕方がないかもしれません。

みなさんには少なくとも、「全部そろっている人の歯の数と、自分の歯が今何本あるのか」くらいは知ってほしいですね。

もっと自分の歯のことを知り、今以上に歯を大切にして、からだ全体の健康を獲得していただきたいと願っています。

01

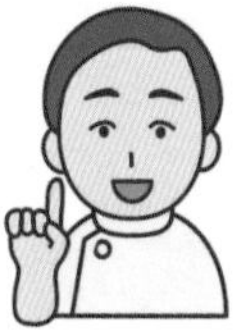

全部そろっている人の歯の本数は何本でしょうか？

その前に、あなたの手の指は何本ありますか？
両手で10本ですよね。
毎日見ているからすぐに答えられます。
それでは、全部そろっている人の歯の本数は何本でしょうか？
20本？
22本？
24本？
28本？
手鏡を持って「イー」をして、よく見てかぞえてみましょう。人差し指で、真ん中の歯から左右上下に、1本ずつ触《さわ》ってかぞえてみましょう。指で触ることは、触診《しょくしん》といって、お医者さんが診断するための大切な行為でもあるのです。ぜひ体感してください。

あなたの歯は何本ありましたか？　8020《はちまるにいまる》運動が周知されているので、20本と答える人が多いようです。

答えは28本！

写真のように「親知らず」までしっかりと生えていれば、32本です。

親知らずは抜くべきか否か？

ただ、現代の親知らずは、萌出《ほうしゅつ》するスペースがなくて、水平埋伏智歯《すいへいまいふくちし》（真横に向いて埋まった歯）になりやすく、その智歯の周囲は、虫歯や炎症が起きやすくなり、早期の抜歯をすすめたりします。

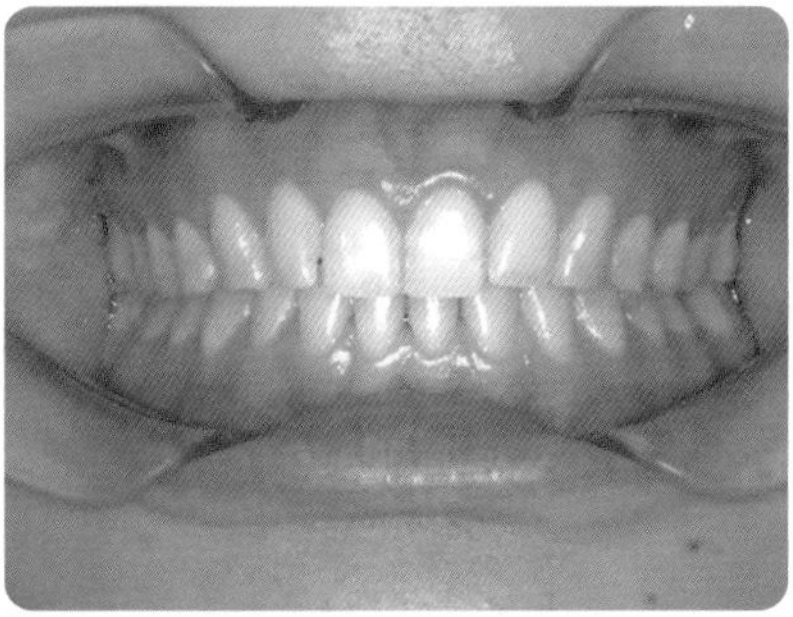

32本、虫歯のない正常な咬合歯列

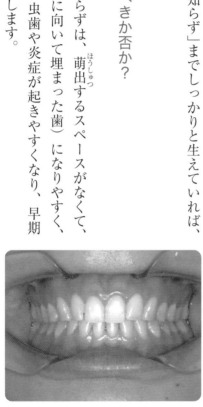

でも、正常に萌出し、咬合《こうごう》していて虫歯がなければ、親知らずであっても、まったく抜く必要はありません。

私は、親からいただいたあなたのかけがえのない歯を、生涯使っていただきたいのです。

さて、あなたの歯は、何本ありましたか？

25本ですか……28本－25本＝3本歯を失っていることになります。

矯正治療で便宜抜歯《べんぎばっし》といい、スペース不足を確保するために、歯を抜いた人もいるかもしれません。すでに入れ歯やインプラントをしている人、先天的に歯の本数が不足している人もいます。

歯が28本なくても悲しまないでください。今残っている歯を悪くしないようにすればいいのです。二度と生えてこない永久歯を、これ以上悪くしない手立てを考えましょう。

歯の価値は1本数百万円

日本では、一本の歯の価値は１００万円といわれていますが、アメリカでは1本

500万円ともいわれています。

もう一度言います。

「永久歯は一度失ってしまうと、二度と生えてきません!」

ですから、わずか1本しか残っていなくても、できるだけ長く残しましょう。最後まで読んでいただくと、その手立てが見つかります。

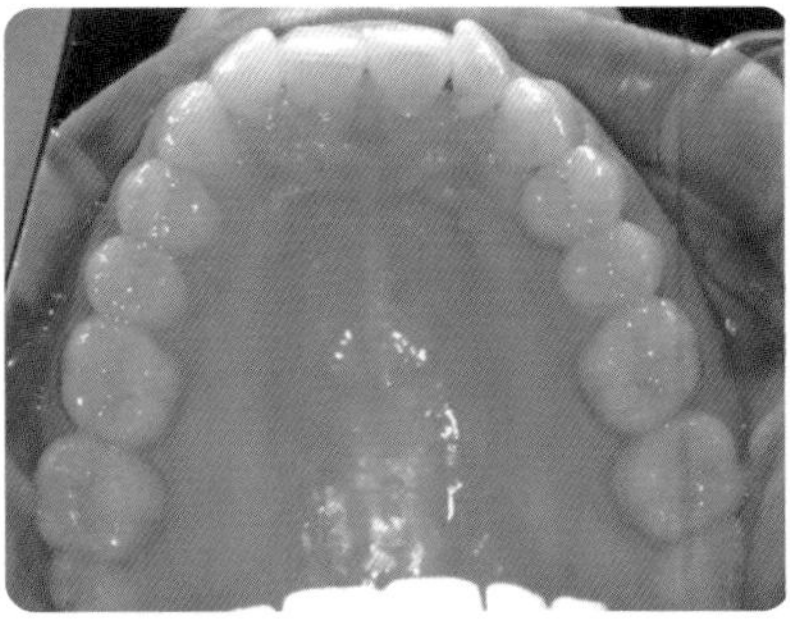
治療痕のない35歳女性上顎歯列

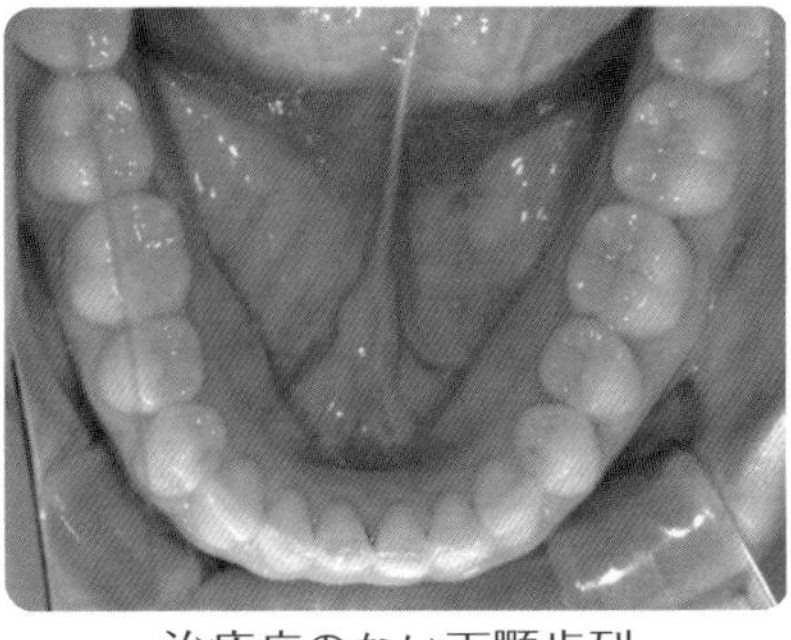
治療痕のない下顎歯列

02

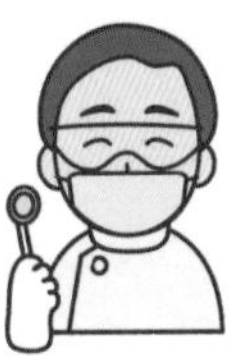

歯は何歳ごろから加速度的になくなるでしょうか？

えーっ？　考えたこともない？　いや、ぜひとも考えてください。

20代のあなた、30代のあなたにいきなり質問されても、わかりませんよね。今は歯が全部あるのですから……。

歯が残っている方には、歯を失うイメージが湧かないと思います。それには理由があるのです。その理由は、歯はあるときから加速して失うからです。

平均的に、初めて歯を失うのは50歳ごろです。50年間生きていて、初めて歯を1本失うので、「まだまだ大丈夫だろう」と安心してしまうのです。

ただ、そこから歯が抜けるスピードが加速していき、多くの方は60歳ごろから入れ歯が必要となります。

歯は加速度的に抜けていく

1～2本の歯が抜けたら要注意！

日本人の歯の平均寿命は、とても短いです。

50歳で歯を失う本数は1本
60歳で歯を失う本数は4本
70歳で歯を失う本数は8本
80歳で歯を失う本数は12本

80歳では、28本中なんと12本も歯を失っているのです。

平均的日本人は、80歳になったころには16本ぐらいしか歯が残っていないのが現実なのです。上下8本ずつでは〝美味しいと感じる食事〟は、できそうにありませんね。

平均的日本人にならないために、若いときから歯に関心を持ちましょう。

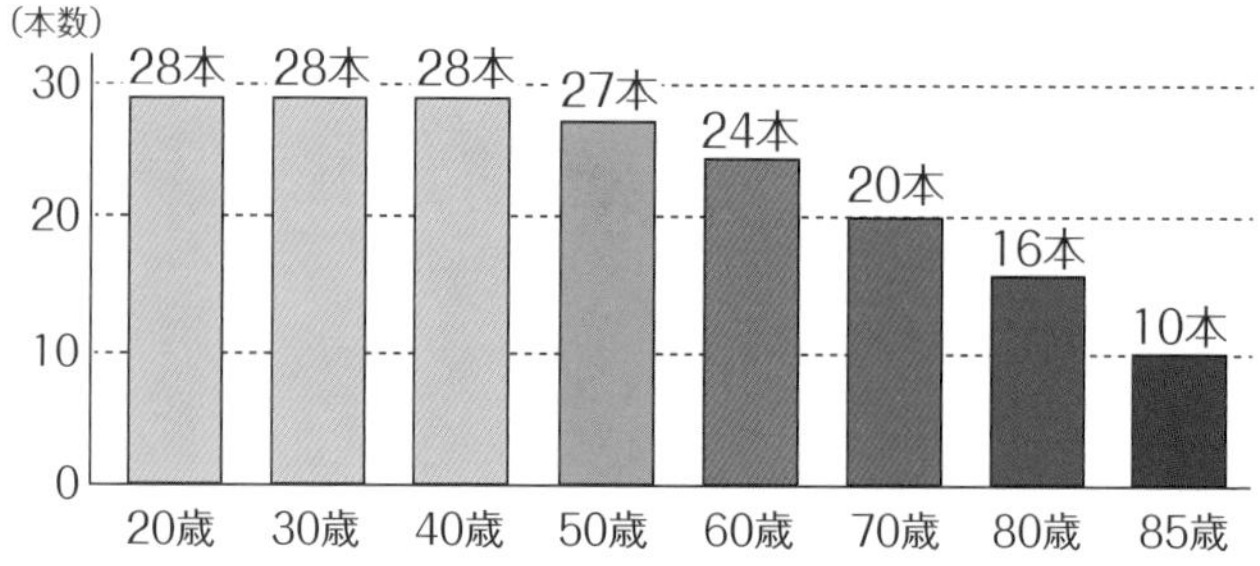

日本人の歯の年齢別本数

03

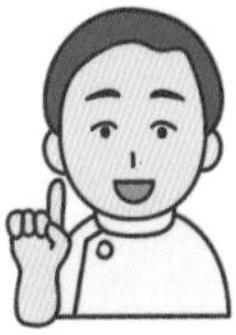

歯を失う原因とあなたの体質は、関係あるって知っていますか？

そもそも歯は、なぜ失われてしまうのでしょうか？

歯を失うには、原因があるのです。

歯を失う原因の80％は歯周病と虫歯

歯を失う原因は、基本的に2種類あります。その2種類が、歯が抜ける原因の80％以上を占めています。この2種類の原因を押さえれば、あなたの歯の寿命は延びること間違いないでしょう。

その2種類とは「虫歯」と「歯周病」です。

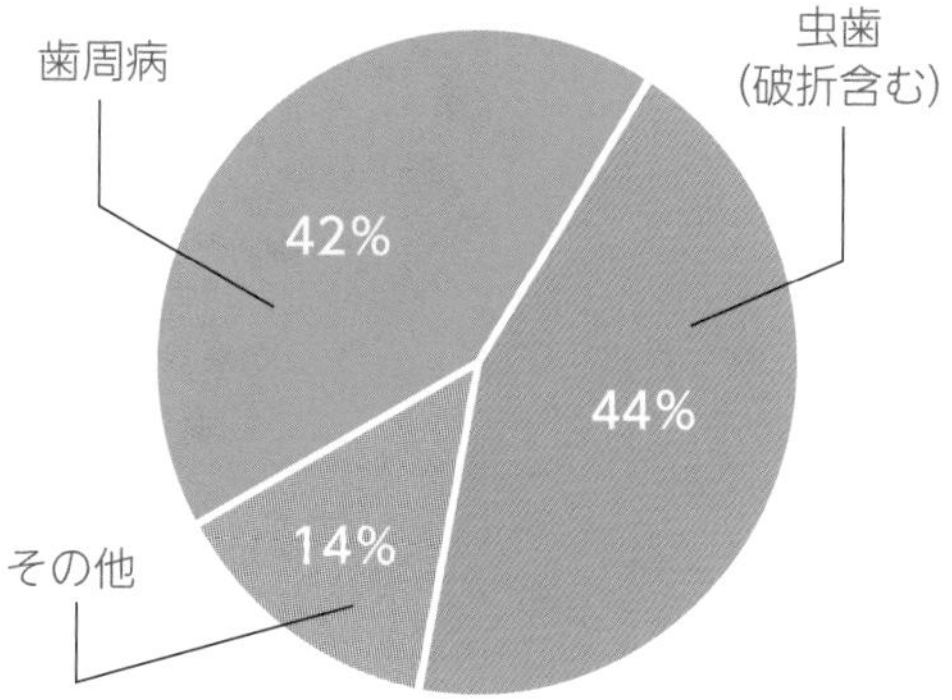

虫歯と歯周病で歯を失う

出典：一般社団法人 歯の寿命をのばす会

なんと、この2つの病気で、歯が抜ける原因の80％以上を占めているのです。虫歯と歯周病の割合を比べると、ほとんど同じです。

ここで大切なことがあります。

日本人の虫歯と歯周病で歯を失う割合は半々ですが、個人個人では違ってきます。

どういうことかというと、人によって虫歯で歯を失う傾向が強い人と、歯周病で歯を失う傾向が強い人に分かれるのです。

年齢や生活習慣によっても抜ける原因が違ったりします。

あなたは虫歯体質でしょうか？　歯周病体質でしょうか？　それとも両方でしょうか？

人それぞれ、虫歯や歯周病のなりやすさが違うので、注意が必要です。

04

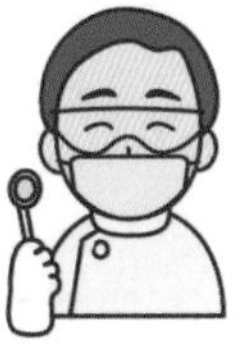

虫歯や歯周病の原因は何だと思いますか？

その答えは、歯の表面や歯肉のポケットや歯と歯ぐきの隙間《すきま》に潜《ひそ》んでいるものです。

歯をまったく磨かないでいると、いつの間にか歯の表面に膜のようなものが作られます。歯の表面についている白色や黄白色《おうはくしょく》のネバネバしたものです。

歯垢《しこう》の正体

食べかすとはまったく別物。

さて、何でしょうか……？

あなたなら、答えはすぐにわかりますよね。

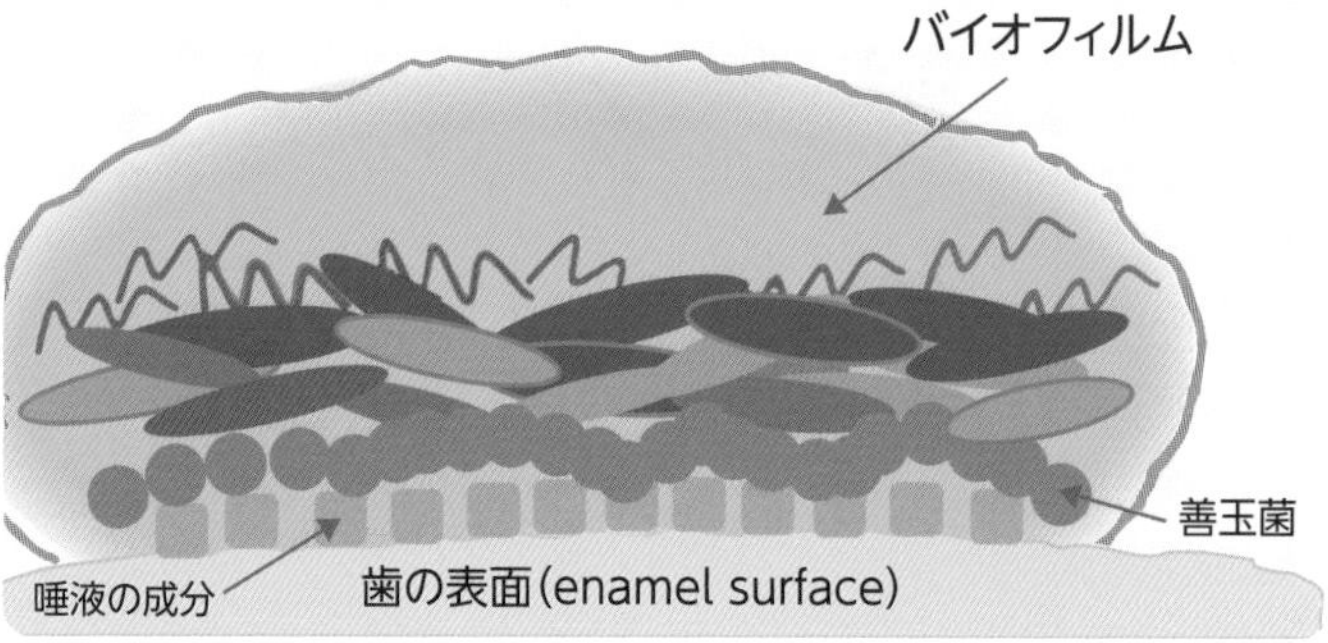

細菌でできた膜　バイオフイルム

出典：『良いプラーク・悪いプラーク』武内博朗編、Medicalプランニング

ご存じのように口の中にいる細菌（悪玉菌、バイ菌）なのです。

わずか1ミリグラム（1グラムの1000分の1）には、10億個の細菌がいるのです。

これがいわゆる「歯クソ」です。汚いですね。歯垢《しこう》（デンタルプラーク）と呼ばれる細菌の塊です。

歯垢が3か月くらい溜まると、歯の表面に細菌でできた膜のようなものが作られます。

この膜の中で、悪玉菌がネバネバした物質を合成し、これらの菌群全体が覆われた状態になります。これを「バイオフイルム」と言います。

もっと放置していると、唾液中のカルシウムが沈着し、石灰化して歯石《しせき》となって歯周病へとまっしぐらです。

05

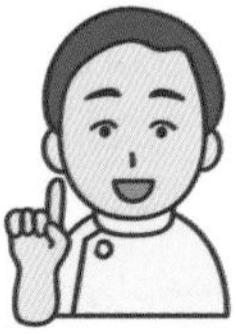

虫歯と歯周病の違いは、何でしょうか？

「えーっ、何だろうか？」と思ったあなたは、要注意です。
虫歯は「虫」＋「歯」と書きます。
歯の表面は、エナメル質という固いカルシウムでおおわれています。
そこに悪玉菌が付着するとどうなるでしょうか？

虫歯は、虫歯菌が出す酸によりエナメル質が溶かされる病気

次ページの上下の写真は、同一人物です。
乳歯が虫歯だと、永久歯も虫歯になっています。

「虫歯が生えてきたの？」と思われるくらい歯の表面は悲惨な虫歯状態です。

このようにエナメル質が象牙《ぞうげ》質まで溶けてしまうと、再生することは不可能になります。歯医者さんで虫歯を削り取って、人工物で補う以外に方法はないのです。

以下は「虫歯菌が歩行している」という衝撃的なお話です。

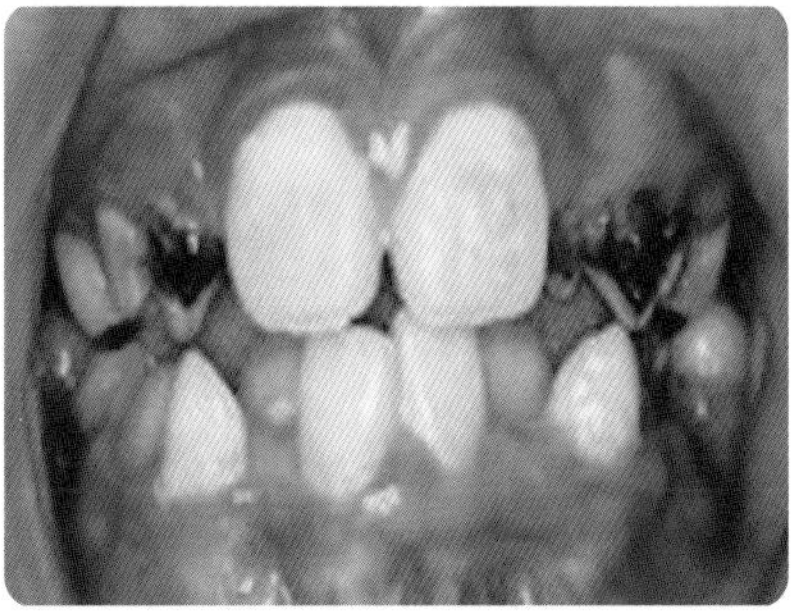

乳歯が虫歯だと後継の永久歯も虫歯！
原因は虫歯菌

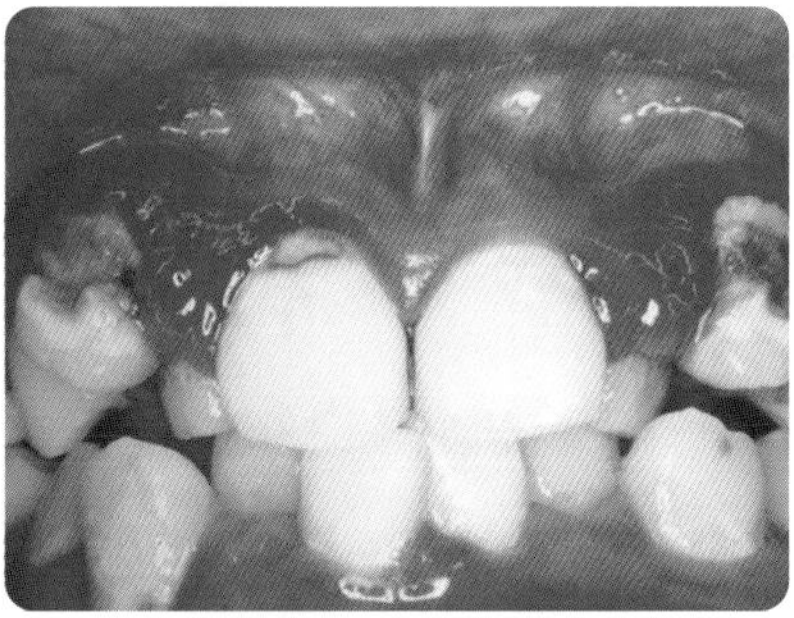

虫歯の酸によって溶けた
永久歯のエナメル質

「……これまでは細菌だけが集積して虫歯を引き起こすと考えられていた。米国ペンシルベニア大学の微生物学者で歯科医のクー氏は、細菌のストレプトコッカス・ミュータンスと真菌のカンジダ・アルビカンスが一緒になって移動し、虫歯を広げていることを発見した。

細菌の小さな細胞は、それぞれの塊の中心部に集まっている傾向があり、ネバネバした物質で全体を一つにまとめていた。

一方、真菌の棒状の細胞は細菌よりも大きく、塊の外側に結合して〝脚〟として働き、成長とともにこの塊を前に動かしていた……」

（Microexam Newsletter vol.1129）

まさに「虫歯菌の歩行！」により、虫歯菌がエナメル質を溶かして、虫歯を多発していたのです。

歯周病は、細菌による「感染症」

一方、歯周病は「歯の周りの病」と書きます。

歯の周りは、固い歯肉でおおわれていて、正常な場合は1~2ミリのポケットが存在します。悪玉菌がポケット内に巣を作ると、どうなるでしょうか？　もうおわかりですよね！

歯の表面の病気ではなく、歯ぐきの病気です。

歯周病菌が出す毒素により、歯を支えている歯槽骨《しそうこつ》という骨がだんだん溶けていく病気です。歯は、この骨に根を埋めて立っています。

それが溶けてしまうので、穴がジリジリと浅くなり、そのうち歯がぐらついて、終いには抜けてしまいます。

昔は写真のように、「歯根の槽《そう》から膿《うみ》が漏れる」ので「歯槽膿漏《しそうのうろう》」と呼んでいました。

歯周病の原因は、「歯周病菌（細菌の塊）による感染症」ということはおわかりいただけたでしょうか。

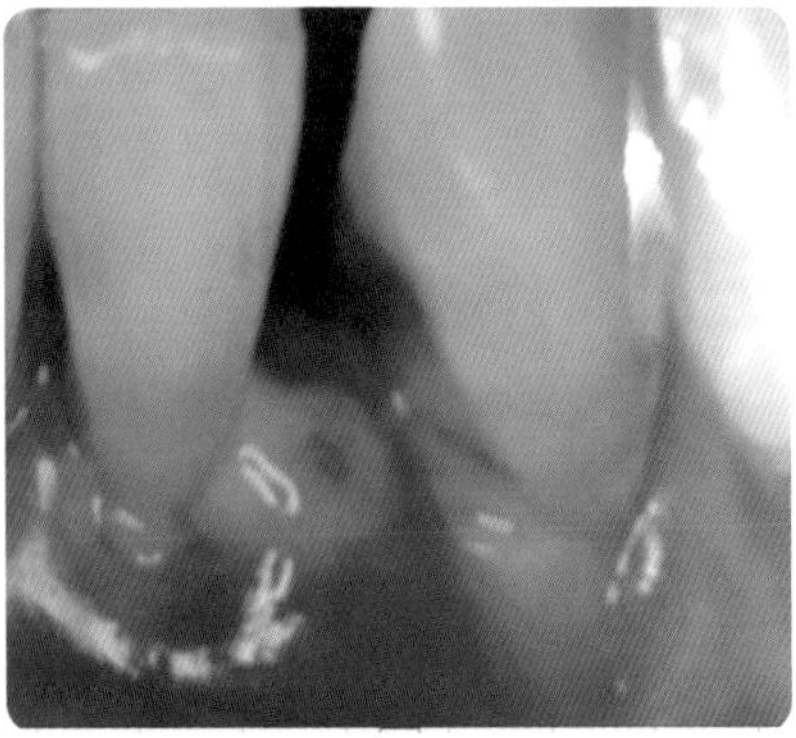

膿が漏れるので歯槽膿漏

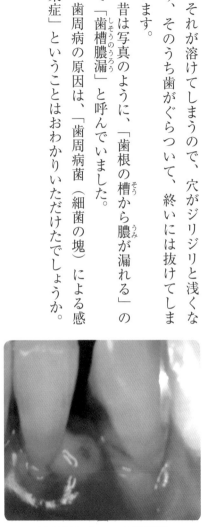

歯周病をもたらす連合軍「レッドコンプレックス」

細菌の中でも特に悪いのが「レッドコンプレックス」と呼ばれる赤い連合軍です！

悪玉菌の頂点に立つグループで、次の３つの菌種が極めて病原性が高いのです。

Ｐ・ｇ菌　ポルフィロモナス・ジンジバリス
Ｔ・ｄ菌　トレポネーマ・デンティコーラ
Ｔ・ｆ菌　タンネレラ・フォーサイシア

なかでも要注意は、リーダー役として君臨している「Ｐ・ｇ菌」。これは、血が大好きで、血を見ると豹変する「吸血鬼」のような菌です。

なので、**歯肉が出血する人は要注意**。

出血は、からだが発信している危険信号です。こすっただけで血が出るのは、バイ菌が炎症を起こしている証拠です。

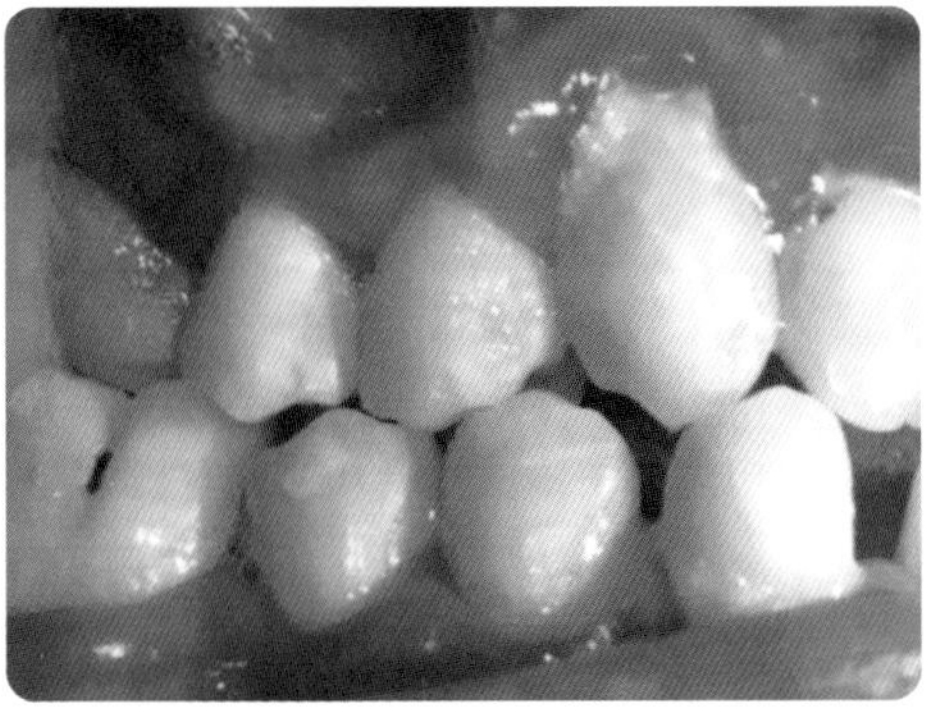

糖質の鎧を着てスクラムを組んだ細菌の塊

細菌の塊は、排水溝のヌメリのような状態であることを想像しましょう。

レッドコンプレックスが糖質の鎧《よろい》を着て、お互いにスクラムを組んでしっかりとへばりついて、自分の住処《すみか》を作っているのです。

なんとしてでも原因（感染症）に直接アプローチして、住処を除去しないと危険です。

06

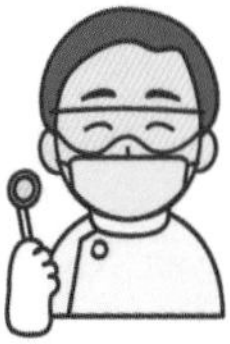

歯周病が怖い本当の理由とは何でしょうか？

歯周病は「サイレント・ディジーズ（静かなる病気）」と呼ばれ、痛みなどの自覚症状もなく、自分では問題を感じにくい病気です。

しかし、歯周病は「死の病」のトリガー（引き金）になるのです。それはどういうことでしょうか？

歯周病はわが国最大の国民病

ギネスブックでは——「歯周病は、人類史上最大の感染症」と紹介しています。歯周病は予備軍も含め、わが国民の約80パーセント、20代でも約50パーセントが感染しているのです。まさに最大の感染症であり「国民病」です。

歯周病は、口腔内に感染した歯周病菌によって、歯を支えている歯槽骨が溶けて歯を失う病気であることは、すでにお伝えしました。

それに加えて、「死の病」につながる問題があるのです。

新潟大学山崎和久名誉教授の『口腸連関《こうちょうれんかん》から考える歯周病と全身の健康』と題する興味深いお話を紹介します。


「近年、腸内細菌叢のバランスの乱れと、さまざまな全身疾患の関連に注目が集まっている。興味深いことに、歯周病が関連する疾患と腸内細菌が関連する疾患はオーバーラップする。

このような背景から歯周病と全身疾患の関連メカニズムとして、嚥下《えんげ》された唾液中の歯周病原細菌による腸内環境への影響が、注目されるようになってきた。

これまで口腔細菌は、胃酸や胆汁酸により破壊され、腸内に生菌のまま届くことはないと考えられ、大腸がんや肝硬変などの疾患を除き、口腔細菌の腸内細菌叢への影響について、あまり注目されてこなかった。

しかし、最近の研究によると、そのような病的状況でなくても唾液に含まれる口腔細菌が腸管に定着し、腸内細菌叢の構成細菌になっていることが明らかになっている」

歯周病は腸内フローラのバランスを壊す

強酸の胃酸で生きているということは、小腸や大腸に唾液中の歯周病菌が、持続的に入り込んで、腸内細菌叢《ちょうないさいきんそう》（腸内フローラ）のバランスを崩して、全身に悪影響を与え続けていると考えて間違いありません。

この「持続的」が問題となって、慢性炎症疾患である歯周病は、心血管疾患、２型糖尿病、非アルコール性脂肪性肝疾患、関節リウマチ、炎症性腸疾患、アルツハイマー病、脳梗塞、脳卒中、認知症、ある種のがんなど、口腔から遠隔の臓器に多大な悪影響を与えているのです。

歯原性菌血症《しげんせいきんけっしょう》とは何か

これは、歯の周りのポケット内に棲んでいる歯周病菌が、炎症部の毛細血管からやすやすと血管内に侵入し、全身に運ばれて引き起こすさまざまな症状です。

その結果、バイ菌がトリガーになって、心筋梗塞、脳卒中、動脈硬化、糖尿病、肺炎、がんなど、死の病につながる重大な疾患を引き起こすのです。

歯原性菌血症って、怖いですねぇ！

でも、心配はいりません。歯周病菌を減らす「正しい口腔ケア」をすることで、あなたの健康を守ることができます。

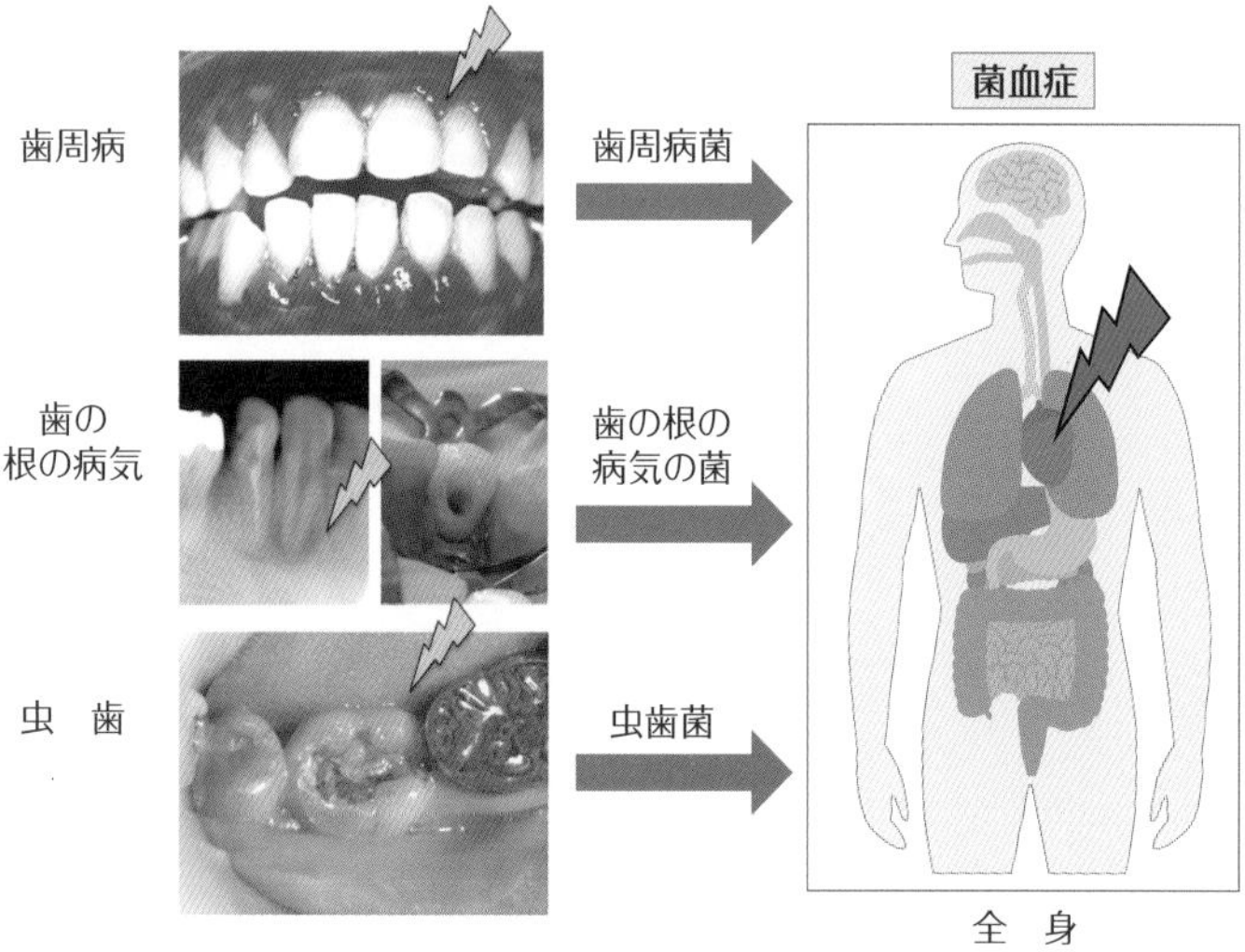

歯科の病気と菌血症

出典：大阪大学歯学部

メタボリックドミノ　病気は口腔から始まる

　メタボリックドミノとは、河川の上流で放流される汚染物質が下流域の汚染原因になっていることをいいますが、これを「上流の歯学」「下流の医学」として、ドミノで例えたものです。

　歯周病になると、生活習慣病は知らぬ間にドミノ倒しのように進み、最後は人命にかかわるような、「疾病（死の病）」を引き起こします。

　口腔内のトラブルは、あらゆる疾病の〝引き金〟です。上流の口腔でケアすれば、多くの生活習慣病を未然に防ぐことができるのです。疾病リスクを引き上げる〝口腔内細菌〟をいかに退治するかが、リスクを引き下げるキーポイントになります。

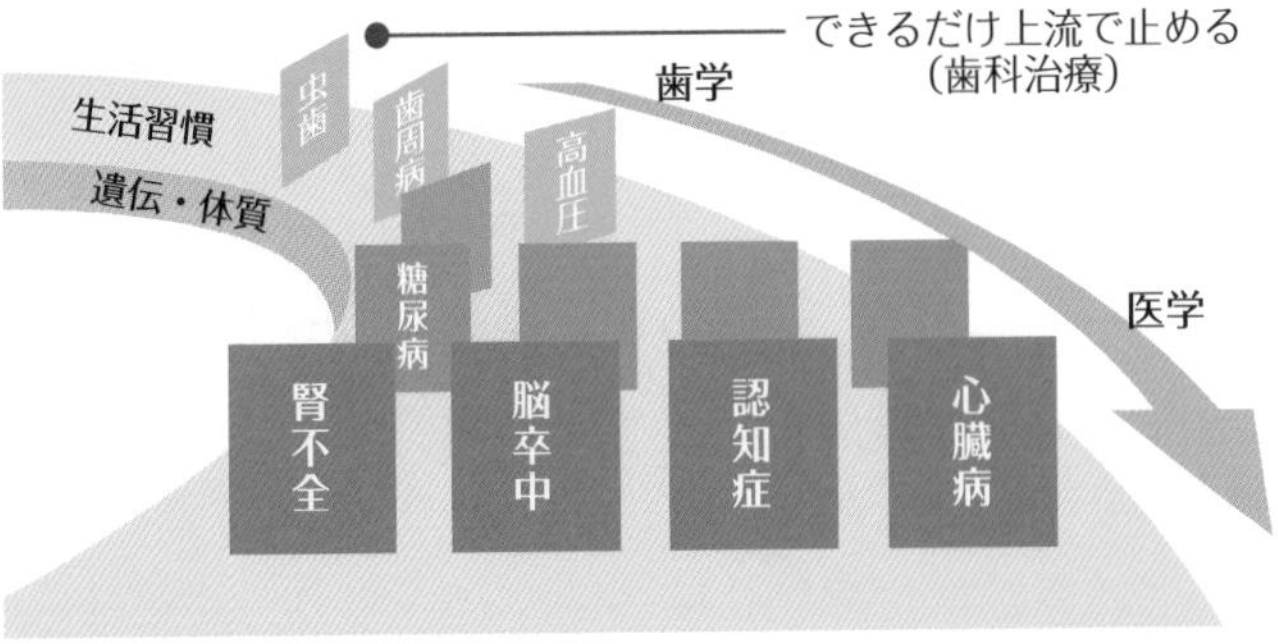

メタボリックドミノ

出典：慶応義塾大学医学部　伊藤裕教授の図をもとに作成

歯の残存数が多いと医療費は安くすむ

下の図は、65歳以上の約1万2000人を対象に行われた調査で、1回当たりの医科での医療費を示すものです。

歯の残存数が少ないほど医療費が高くなっています。20本以上歯が残っている人と、ほとんど歯が残っていない人とでは、医療費に1・5倍もの差が出ています。口腔内の状態が、全身の生活習慣病に関係しているのです。

今や、人生100年時代。重要なのは平均寿命だけでなく、健康寿命（健康的に生活できる期間）が100年のうちに何年あるか……です。

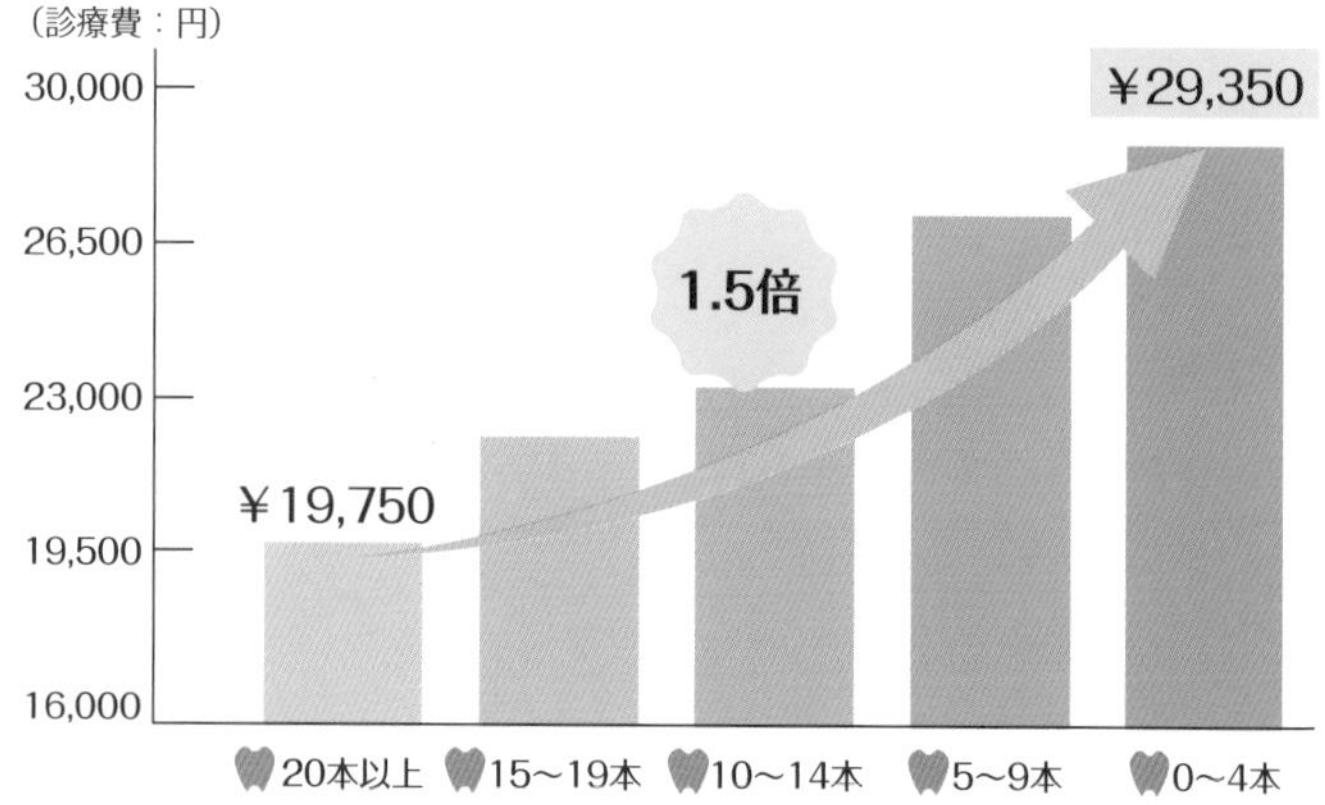

医科1件当たりの平均診療費（残存歯数）

出典：大阪警察病院資料

07

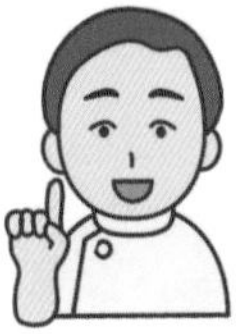

虫歯菌と歯周病菌をなくすには、どうしたらいいでしょうか？

あなたは「虫歯菌が歯の表面のエナメル質を溶かして虫歯を発生させていること」を知りました。また、「歯周病菌の出す毒素が、歯を支えている歯槽骨を溶かして歯周病になる」ということも知りました。

毎日、まじめにせっせと歯磨きをしていたのに、虫歯や歯周病になってしまったあなた。もうおわかりですよね。

家庭で行う歯磨きだけでは、すべての歯垢は落ちきらないのです。

「えっ、何で……？」と思われますが、これは本当です。この残った歯垢が3か月くらい溜まると、歯の表面に細菌でできた膜のようなものが作られます。排水溝のヌメリのようなもの。これが「バイオフィルム」でしたね。

この膜ができると、どんなにゴシゴシ磨いても、虫歯の進行を防ぐことはできなくなります。

磨き過ぎは歯と歯ぐきを傷める

ところが、まじめな人ほど「歯ブラシでこすれば落ちる」と思い込んで、写真のように歯や歯ぐきがすり減って傷んでしまうほど、熱心に磨いてしまうのです。

研磨剤がたっぷり入った歯磨剤はおススメできません。後述の研磨剤のない天然成分だけで作られた高機能歯磨き剤「バイオペースト」をおススメします。

一番おススメしたいのは、痛みのあるなしに関係なく、歯医者さんでプロの国家資格を持つ歯科衛生士さんから、専用の器具で歯を「定期的にクリーニング」してもらうことです。

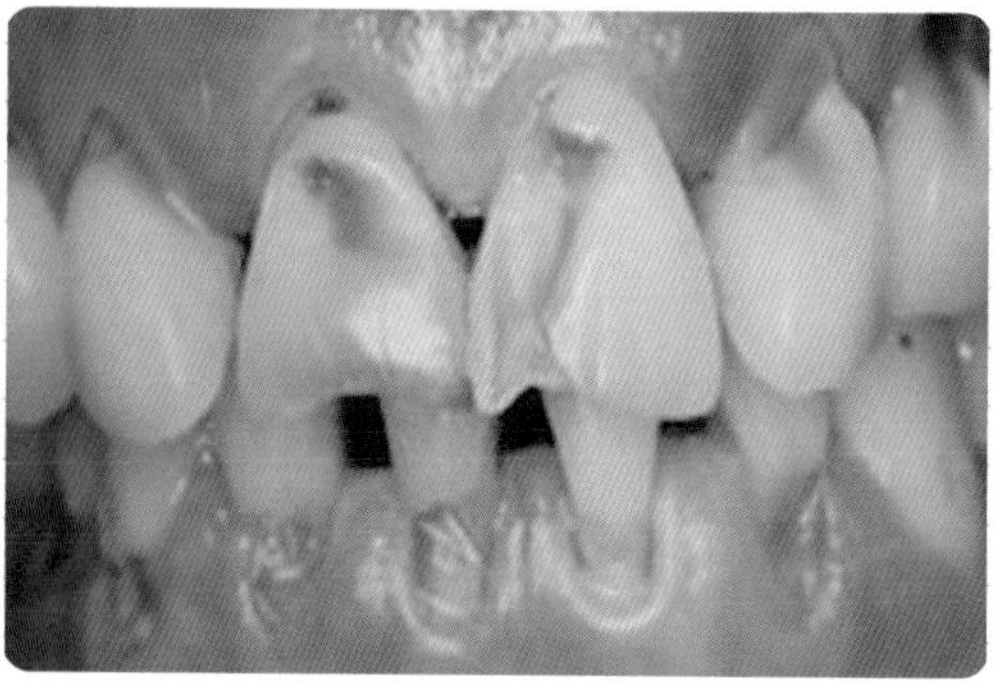

研磨剤で歯はすり減り、悲惨な状態

歯と歯ぐきのケアはときどきプロに頼みなさい

「プロによる歯のケア」を、あなたにもぜひ受けていただきたいのです。

「プロによる歯のケア」を受けにいくと、明るい笑顔の優しい歯科衛生士さんが、専用の柔らかいゴム製の器具で、歯ブラシでは取れない歯石、歯垢、細菌の膜を落とし、ピカピカ、ツルツルにしてくれます。

痛みもなく、キーンという、あのイヤ〜なドリルの音も聞こえません。

美容院で、シャンプーをしてもらっているときのような気持ちよさがあるので、眠ってしまう人もたくさんいます。

このケアを受ければ、虫歯や歯周病になる原因を、根本から取り除くことができます。

ですから、日頃から歯のお手入れをするために、歯医者さんに通うことを習慣にすれば、歯のトラブルから「さようなら」できるのです。

「もっと早くから歯の検診・治療をしておけばよかったですか？」の問いかけに、「4人のうち3人が後悔しています」と答えています。

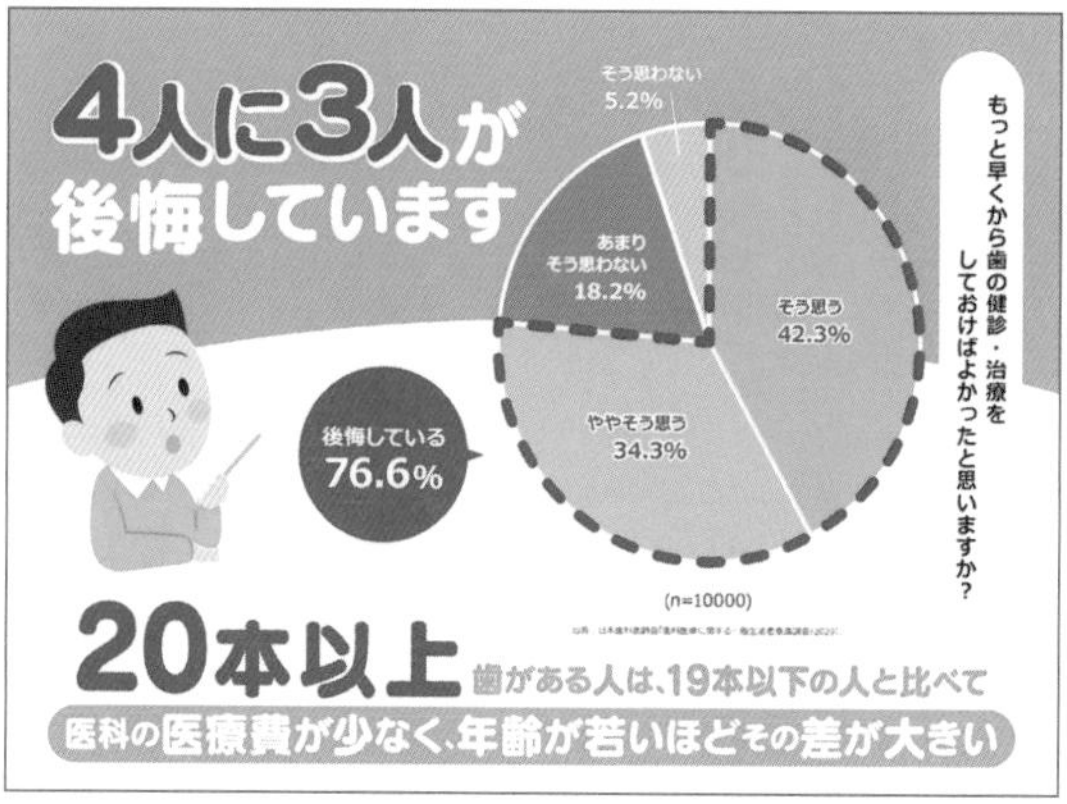

出典：日本歯科医療管理学会

早期に自分の歯のトラブルに気づくのは難しいものです。「歯の定期的な予防処置」を受けて、トラブルを減らすようにすると、歯の寿命をとても長く延ばすことができます。

磨き残しが多い奥歯は、前歯より虫歯になるリスクが20倍も高いので、だからこそ汚れの取り残しを歯科医院のメンテナンスで、キレイにしてください。

あなたのかけがえのない歯を守るために、痛くないときこそ、歯医者さんに行って、3か月毎の「歯の定期的予防処置」を受けましょう！　これがあなたの歯の寿命を延ばすのに最もローコストで最大に効果のあることなのです。

08

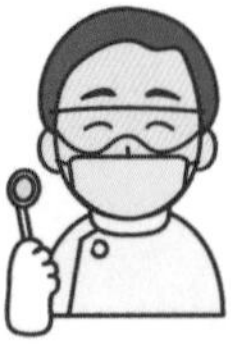

神経をとったあなたの歯は、何本ありますか？

これは歯の寿命に影響するので、絶対知ったほうがよいでしょう。
神経を取った歯は、歯の寿命の最終ステージなので、注意が必要です。
次にトラブルが起こると、「根が折れる」「根の先に膿が溜まる」「根が腐る」など、
歯を抜く可能性が高いからです。

歯の神経はできるだけ取らない

枯れ木を想像してください。
木の枝の形は保っていても、ぶら下がったりすると、すぐに折れますね。

歯も同じです。

歯の神経を取ると、血管を失うことで歯が非常にもろくなります。痛みも感じないので、気づかないうちに虫歯が進行しやすいのです。最悪の場合は、写真のように歯が真っ二つに割れてしまい、抜歯になることが多々あります。

こうなるとどんな名歯科医も治すことは不可能です。

大切なことなので、もう一度、言います。

神経を取った大きな目立つ銀歯は最終ステージなので、歯の寿命が一気に短くなります。次にトラブルが起こると、歯を抜く可能性が高くなります！

歯の神経はできるだけを取らないことです。

もし神経を取ってしまった歯は、就寝中のソフトスプリント装着や咬合の微調整により、歯根破折などのトラブルを回避しましょう。

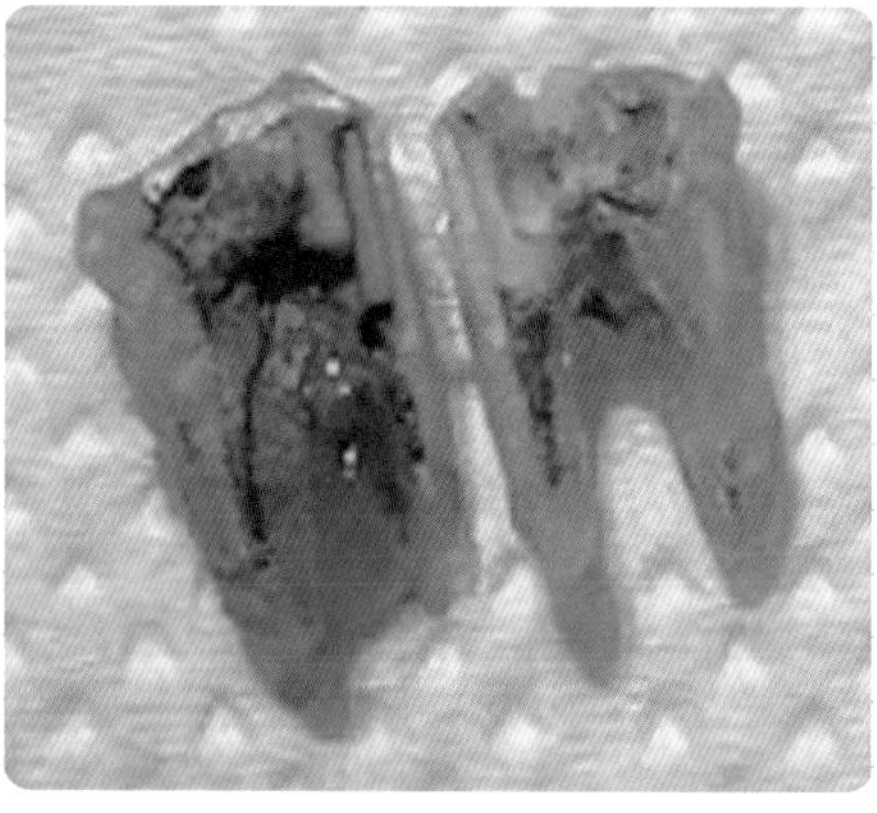

空洞になった歯はやがて真っ二つに

09

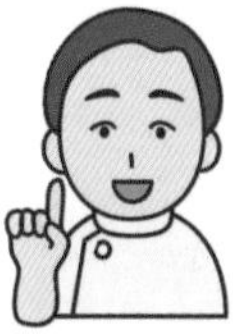

虫歯は、削って治療したら、治ったのではないの？

ご存じのように虫歯は、一度大きな穴が開いてしまうと、自然には治りません。乳歯は生えかわりますが、大人の歯は、もう二度と生えかわらない「永久歯《えいきゅうし》」です。虫歯になった永久歯の治療というのは、悪いところを削り取って、レジンや銀歯などで人工の詰め物に置きかえているのです。

あなたは、虫歯のたびにしっかり治療を受けてきたので、もう大丈夫と思っていますよね。でも、これで「完全に治った」と言えるでしょうか？

しっかりと治療を受けることはとても大切ですが、治しても心配なことが一つあります。何だと思いますか？　じつは、治るには、２種類の意味があるのです。

❶治ったときに完全にもとに戻るケース

例えば、もし骨が折れてしまったら、お医者さんに行って包帯をして、ギプスをつけます。すると、折れた骨はやがてもとどおりに治ります。包帯は取れ、ギプスをはずせる日が来ます。これなら、「治った」といえるでしょう。

❷治ったけれど完全にもとには戻らないケース

例えば、ケガや何か病気で手術をして、病気はよくなったけれど、後遺症など何らかの機能を失っていたりする状態です。残念なことに、虫歯や歯周病はこのケースです。歯は、骨が自然にくっつくように、自然にもとどおりになったりしないのです。歯に入れた詰め物や被《かぶ》せ物は、包帯やギプスと違って、二度とはずれる日がこない「永久包帯」なのです。

もうおわかりですね。歯というものは、一度でも削ってしまったら、本当の意味では、「もとに戻らない」のです。

だから、虫歯になったときに「歯医者さんに行って治せば大丈夫」という考えは捨てましょう。

詰め物をした歯ほど虫歯になりやすいのは本当？

次のことも知っておいてください。

あなたの歯をどんなに上手な歯医者さんが治療をしても、人工の詰め物と本物の歯との間には、どうしてもミクロ単位のすき間や継ぎ目ができてしまいます。

これが曲者《くせもの》なのです。

このミクロのすき間をくぐり抜けて、新たに虫歯菌が繁殖して、歯を溶かしてしまうからです。

従来の歯科治療というのは、この「すき間」や「継《つ》ぎ目」をなくすことを追求してきました。けれども、どんなによい治療をしても、詰め物をしていない健康な歯と同じ状態にはできません。

もとの歯に比べたら、継ぎ目がある歯は虫歯菌が入り込みやすいことはおわかりですね。だから、詰めた歯が多いほど虫歯になりやすく、何度も治療を繰り返すことになるのです。

実際、あなたも、治したことのある歯が再び虫歯になっていると言われたことがあるでしょう。そんなとき、せっかく詰めた金属をはずして、さらに深く削ったのではありませんか？

こうしたことを繰り返していると、中高年になる頃には、抜歯の運命が待っています。

だからこそ、虫歯を治療した歯が再び虫歯にならないように、治療後も歯医者さんで「3か月毎の定期的予防処置」をして、あなたの大切な歯を守ってほしいのです。

別の言い方をします。

「治療が終わったときが、メンテナンスをスタートするタイミング」なのです。

「痛いから、はずれたから、歯医者さん行く」⬇「虫歯や歯周病にならないために歯医者さんに行く」という考え方に変えましょう。

それが、あなたの10年後、20年後の歯と口、そして全身の健康を決定づけます。

10

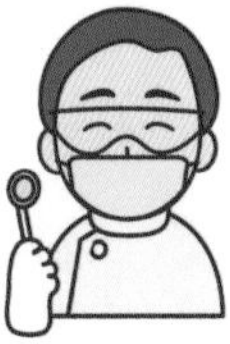

かぶせ物や詰め物をしても虫歯になるの？

かぶせ物をすればもう虫歯にならないですよねぇ……？

そう思われる方も多いのですが、そんなことないのです。

銀歯の縁から、再度虫歯になります。特に、歯と歯の間から進行します。

水中のクギのように、口の中の銀歯は、水でサビます。

私は、日常的に「銀歯の縁からサビが発生して虫歯になった……」「歯と歯の間からサビが発生して虫歯になった……」という患者さんをたくさん診ています。

銀が50％近く含まれているので、長年使用しているとサビ現象が起こります。歯磨きがしにくいので歯と歯の間が特にサビやすく、接着剤が溶けて、そのすき間に細菌が侵入して虫歯になるのです。

金歯はサビないので大丈夫と思われるかもしれませんが、金歯にも銀が8%も含まれているのです。事実、サビたところから虫歯になり、写真のように金属が取れてきました。

金属はサビる！　そして必ず、サビたところから虫歯になる！　ということを知りましょう。

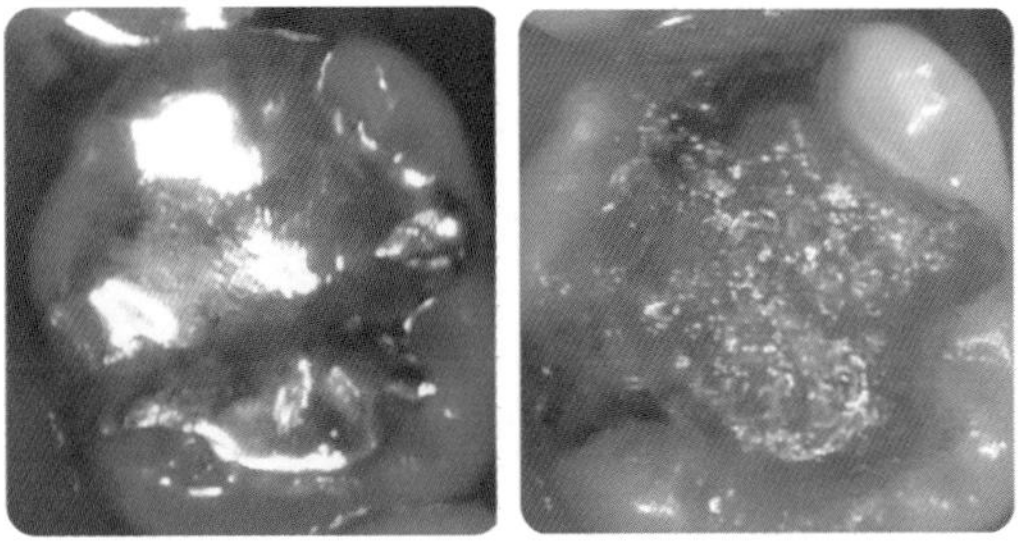

黒いところが虫歯

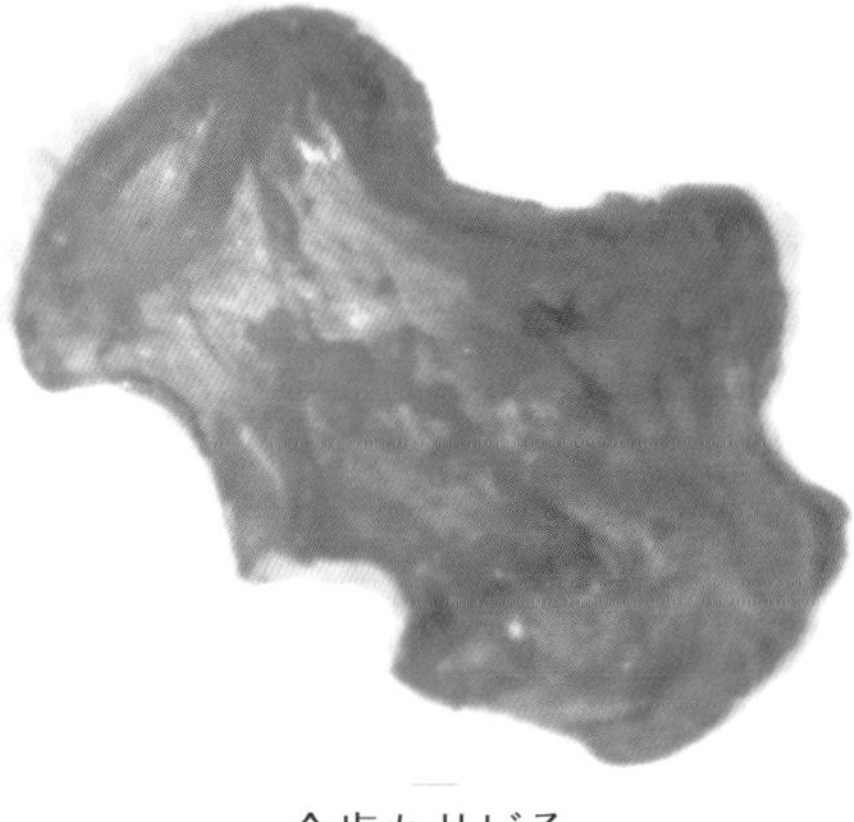

金歯もサビる

1

11

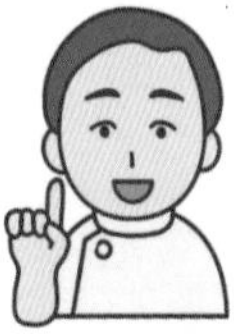

虫歯の治療には、どんな材料がいいのでしょうか？

虫歯は、虫歯になりにくい素材で治療するのが基本です。

では、虫歯になりにくい素材の治療って、何でしょうか？

それは〝セラミック治療〟です。

銀歯は、銀の材質的な影響でどうしても虫歯になりやすかったりします。

一方、セラミックの治療は、虫歯になりにくいのが特長です。私自身、口の中の「金歯」をすべて除去して、オールセラミックにしました。

金歯を外してみると、なんと金歯の内面がサビて、虫歯になっていました。

40年以上、「ゴールドが一番！」と思っていたのですが、ゴールド信仰がいっぺんに崩れました。

セラミックとは、陶磁器のこと。茶碗やお皿などの食器の素材と思ってください。

歯科で使うセラミック治療は、白い歯の治療というイメージから、前歯の治療だけだと思っていませんか?

じつは、見た目だけでなく、次のように素晴らしいメリットがあるのです。

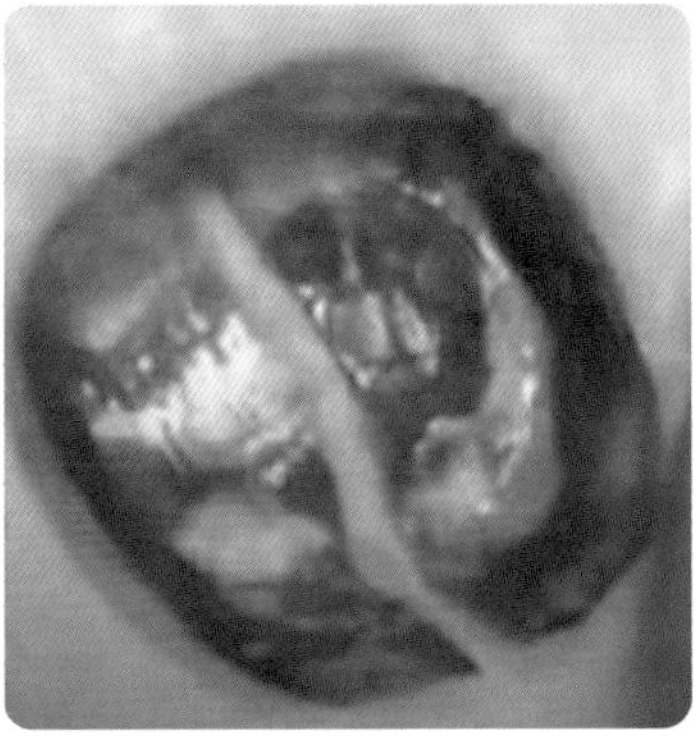

サビたゴールド冠

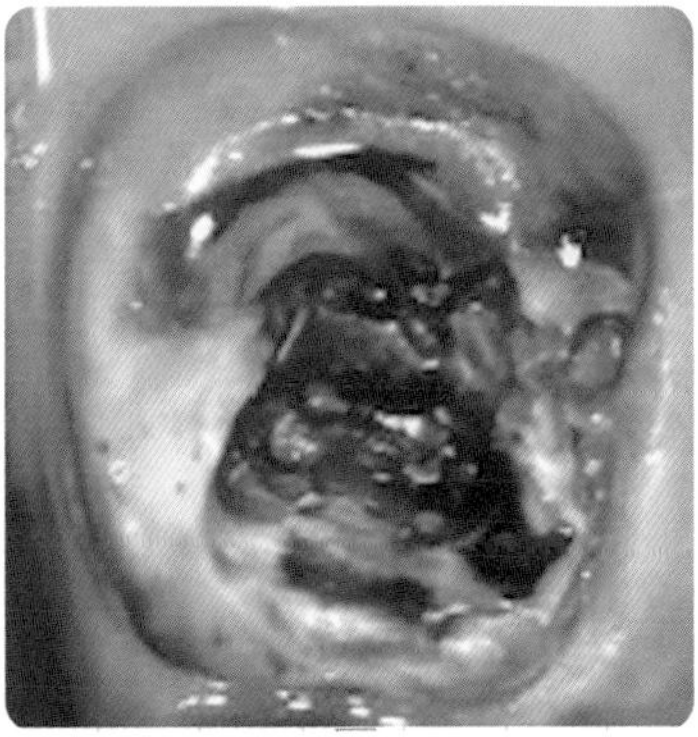

黒くなったところが虫歯

❶虫歯になりにくい3つの理由

- 劣化がほとんど起こらない
- 変形しづらい
- 汚れが付きにくい

セラミックでできたお皿は、１０００年前のものでもキレイな状態を保っています。

❷金属アレルギーの心配がない

金属アレルギーの心配がなく、からだに優しい材質です。

銀歯に含まれるパラジウムは、ドイツでは歯科治療での使用禁止を勧告されていたり、スウェーデンでは妊婦と小児には完全に使用が禁止されています。

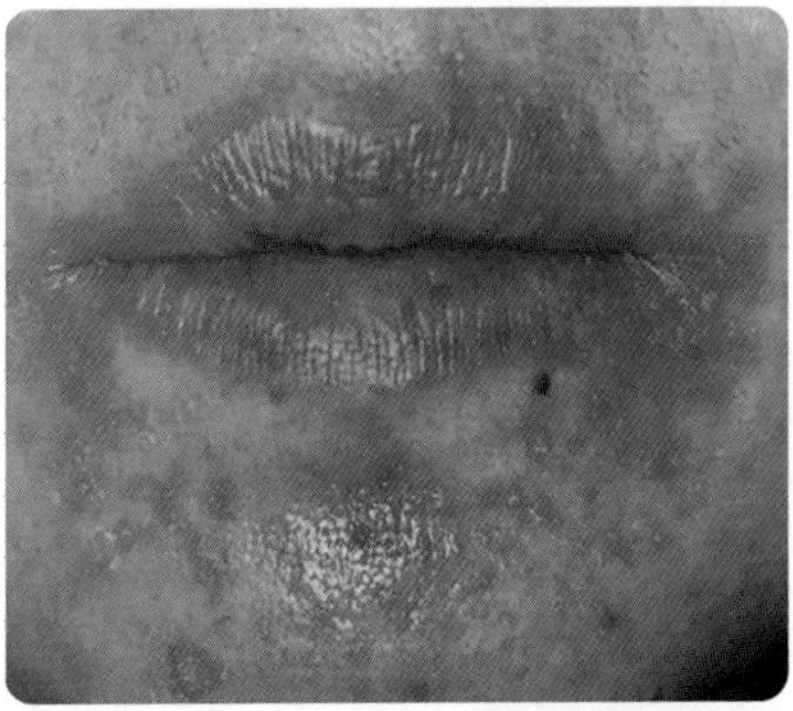

金属アレルギー

❸見た目が天然の歯のようにきれい

すべての歯のエナメル質が溶けた40代の女性患者さんが来院しました。

なんと、長年にわたって炭酸水を飲んでいたのです。写真のように、歯がすり減って、咬み合わせが悪い状態でした。

主訴は「見栄えをよくしてほしい！」

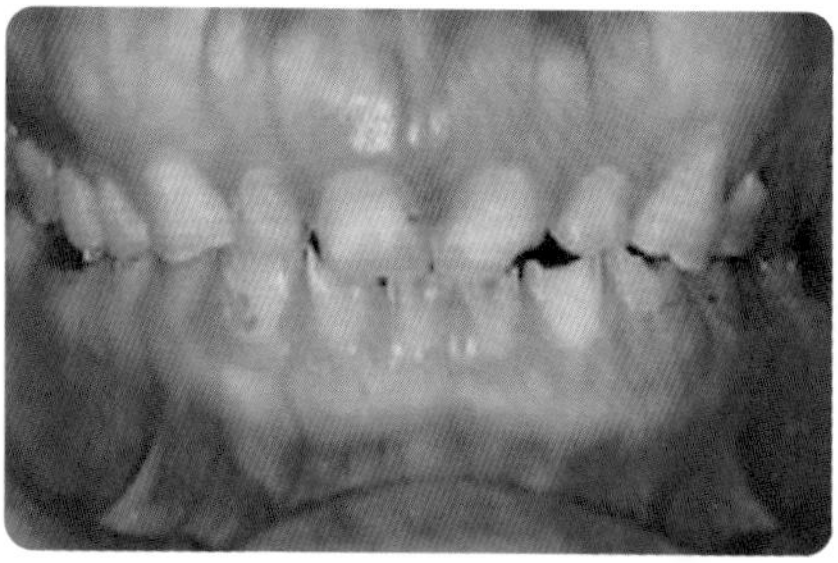

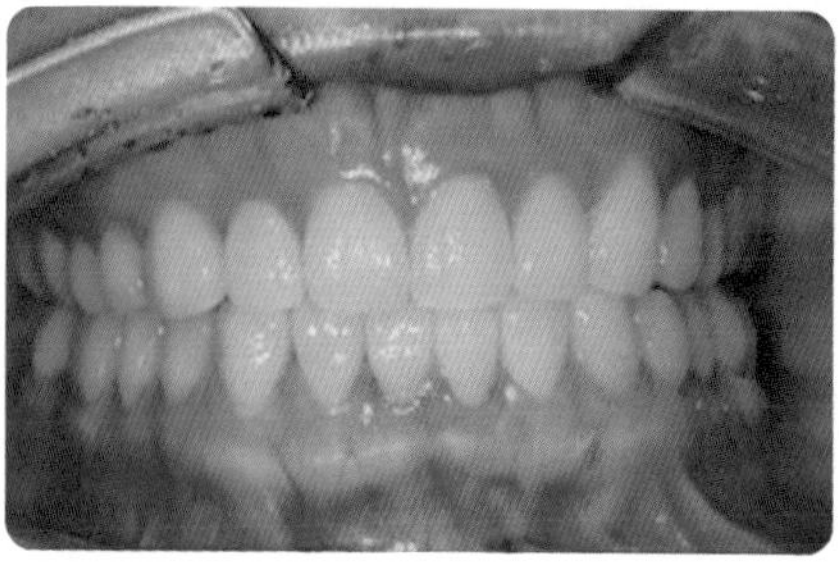

複数の歯科医院に行って「できない……」と言われたそうです。

通常の治療ではできないと思った私は、セラミック治療をおススメしました。そして、数回の来院で見事に歯が蘇《よみがえ》ったのです。

見た目も美しく、歯の寿命にもよいのがセラミック治療です。**天然の歯には及びませんが、現在の歯科技術では、セラミック治療は最善だと思います。**

❹即日セット

セラミックは、天然歯に近い審美的な色を持つブロックを使用して、チェアサイドにてコンピューターで設計し加工します。

最短1時間の治療も可能です。

切削面の汚染防止のため原則、即日にセットします。

従来の銀歯の治療で1週間近くかかっていたのが、即日にセットできる！

「歯科医療の文明開化、夜明けだぁ〜……」と感激してしまいます。

ある土曜日の夕方、外出先で私自身の奥歯が突然破折しました。

舌で触ると、とても大きな穴が開いています。

どうしよう？

不安！　不快！

歯医者さんも時には、患者さんになる必要がありますね！

患者さんの不安な気持ちがよくわかります。

当院は、夕方の午後6時までの診療。

急いで電話しました。

「大先生《おおせんせい》ですが……歯が欠けたので……ちょっと見ていただける？」

「すぐにいらしてください」と、受付のうれしい返事。

急いで駆けつけました。

なんと、即日、1時間でセラミック治療ができたのです。

私は「中西歯科はすごい！」「スタッフの皆さんの連係プレーはすごい！」と感動しました。

セラミックは天然歯に近く、美しく、舌触りもよくて「素晴らしい」の一言です。

もう昔には、戻れない！　ハイテク機器のお陰です。

お急ぎの方、できるだけ歯の神経と歯を長〜く残したい方におススメです。

次の写真は、私のセラミックの治療例です。

やっと、口腔内の金歯を念願のセラミックに変えました。

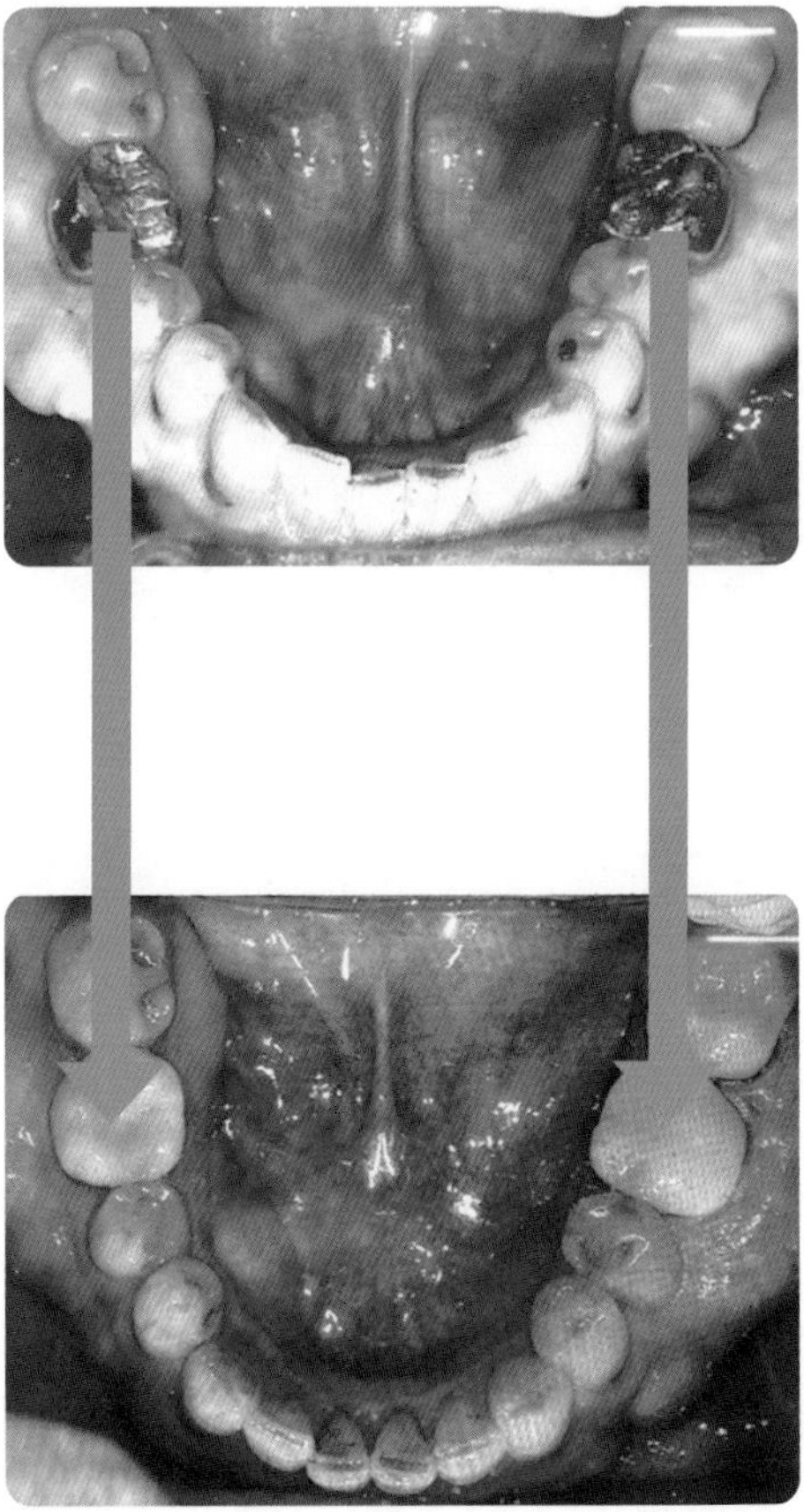

今までゴールド以上の優れた材質には出合っていませんでした。

しかし、アレルギー性鼻炎で悩み、類天疱瘡《るいてんぽうそう》で地獄を味わったので、「歯科用金属が病因の一つではないか……」と疑ったのです。

少しでもからだへのマイナス要因を除去しようとすれば、現時点ではセラミックが最善の材質だと私は思います。金属アレルギーになることもなく、電磁波で金属が溶ける心配もなくなりました。

今は完治して、症状はまったく出ていません。

からだに不健康な心配の種「金属（メタル）」を取り去り、「メタルフリー」にしてひと安心です。

とっても快調です！〈120歳まで生きられるかもしれない〉と密かに思っています。

詳しくは、当院の紹介動画「健康を維持するためのセラミック治療」をQRコードからご覧ください。

12 歯磨き剤は、どれも同じでしょうか？

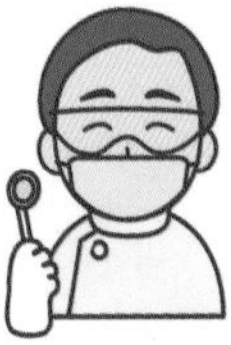

あなたの歯磨き剤の基準は、何でしょうか？

もちろん、虫歯になりにくい歯磨き剤か、歯周病を治す歯磨き剤を選びますよね。

現在、満足する歯磨き剤にめぐり合っていますか？

安心・安全な歯磨き剤ですか？

じつは、多くの歯磨き剤には、口中の浄化を促進するために、石油系の界面活性剤・研磨剤・発泡剤などの化学物質が使用されています。

本来、毎日の口のケアには、食品と同等の安全性が必要です。

歯磨き剤の経皮毒は体内に残る

経皮毒《けいひどく》をご存じでしょうか？

「皮膚から経由する毒」のことです。皮膚から入った毒は、９割は体内に残るといわれています。

経皮毒には、シャンプー・リンス・トリートメント・ボディソープ・化粧品・虫よけスプレーなどが関係しますが、特に注意が必要なのは、歯磨き剤です。

口の中の舌下《ぜっか》は粘膜です。なんと、粘膜からの化学物質の吸収は、二の腕の42倍といわれています。

狭心症の薬ニトログリセリンは、舌下で吸収され、数十秒で心臓に到達します。だから急性の症状に効くのです。

毎日使う歯磨き剤も舌下から吸収されるので、注意が必要なのはいうまでもありません。私自身、化学物質はからだに害があると思って、今までほとんど使っていません。使うなら、最後に「ちょっとだけよ！」と言っていました。

1

画期的な歯磨き剤の登場

歯磨き剤を使わない私は、いろいろな「歯垢落としグッズ」を使い、1日30分以上も時間をかけて「ながら磨き」をしていたのです。テレビを観ながら……風呂に入りながら……歯を磨くのです。

ところが、令和5年4月、福岡市で開催された歯周内科学会で、偶然にも歯磨き剤「バイオペースト」に出合いました。

そのときは歯ブラシを持ってきていないので、チョットだけ人差し指につけて、指で磨いてみました。すると、歯の表面のヌルヌル感やネバネバ感がなくなり、ツルツル感があって、今までとはまったく舌触りが違う！

直感で、これは「すご～い！」と思いました。

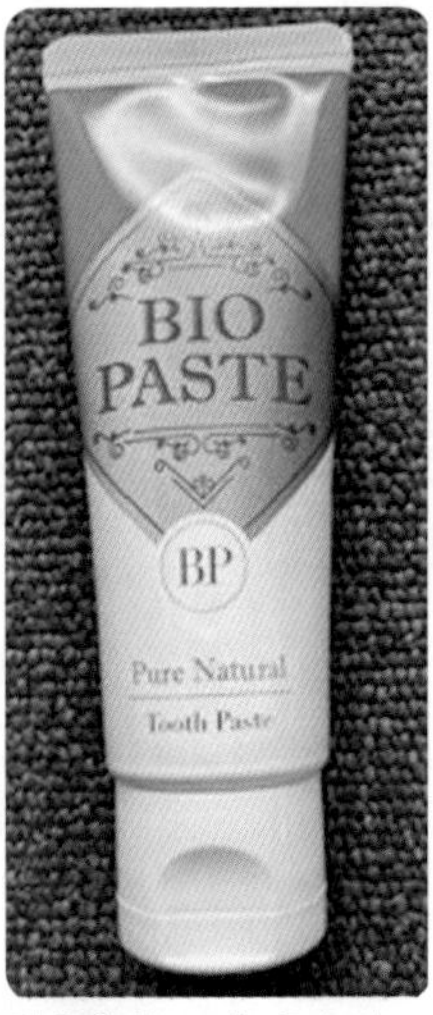

天然成分で作られた、
高機能歯磨き剤
バイオペースト

歯科医院には、虫歯になったときだけ来る人や、定期的に通って予防する人などさまざまな人が訪れます。

しかし、口腔内細菌は1日歯を磨かなかったら飽和状態になります。繁殖が早いので、毎日のセルフケアがとても重要なのです。

そして、そこで使われる歯磨き剤の性能こそが、その人の口腔内の環境と健康に大きな影響を与えるのです。

このバイオペーストは、全成分、天然由来の原料を使用していて、食品レベルの安全性があり、万が一飲み込んでも安心です。

現在、歯周病など重症患者さんの口を歯ブラシの先にバイオペーストをつけて、術者磨きという手法で磨いています。

すご～いの一言！

汚れが落ちる！

力強い洗浄力！

歯に張りついた虫歯菌や歯周病菌を浮き上がらせ、確実に洗い流してくれるのです。

さらに、酸化還元電位１５０～２００mVという高い還元力で、あの嫌な口臭を予防。

そして、豊富なマイナスの電子（イオンバリア）が、歯の表面の汚れの再付着を防止してくれます。

一般財団法人日本食品分析センター・株式会社ユニオンバイテック社での殺菌試験結果を見て、私はさらにバイオペーストの素晴らしさを確信しました。

- ジンジバリス菌（歯周病菌）⬇１分後は検出せず
- カンジダ菌（カビ菌）⬇１分後に95％、３分後に99・92％減殺
- ミュータンス菌⬇１分後に0・1％以下になり３分後以降は不検出

私は今、以前のように30分も歯磨きをしていません。バイオペーストで数分磨くだけで、このような効果があるからです。

歯ブラシは用途によって選びなさい

歯磨き剤と同じくらい大切なのが歯ブラシです。

私がおススメする「歯垢落としグッズ」は、「1列・2列・3列の歯ブラシ、タフトブラシ」と「歯間ブラシ（S・SS・SSS　タイプ）」「舌ブラシ」です。

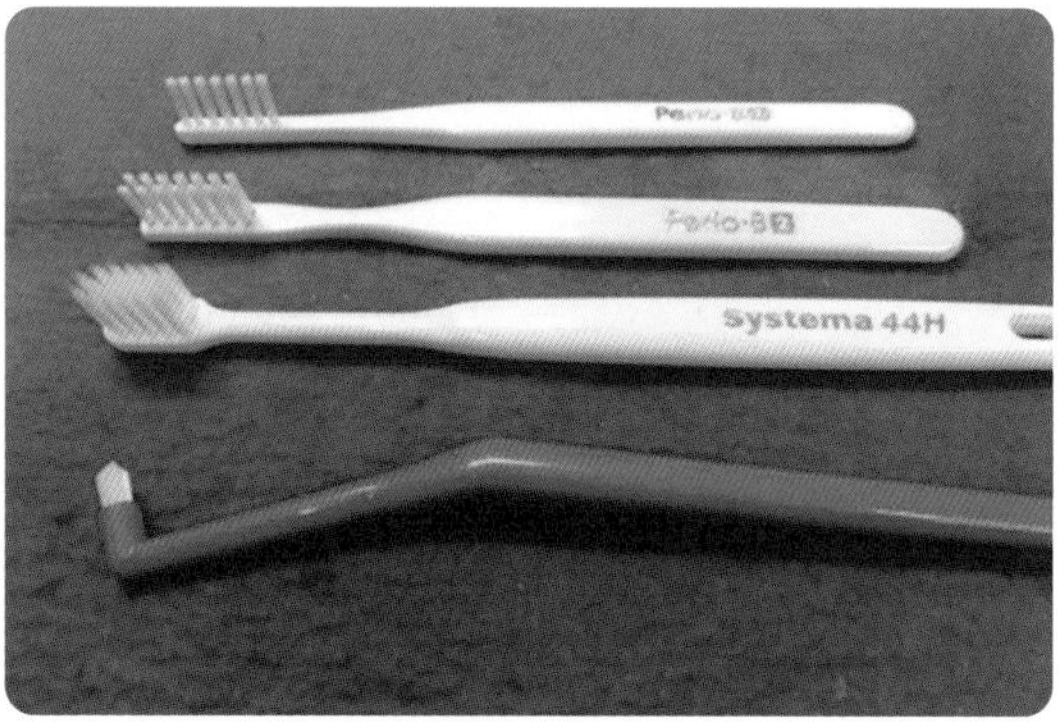

おススメの歯垢落としグッズ
（1列・2列・3列の歯ブラシとタフトブラシ）

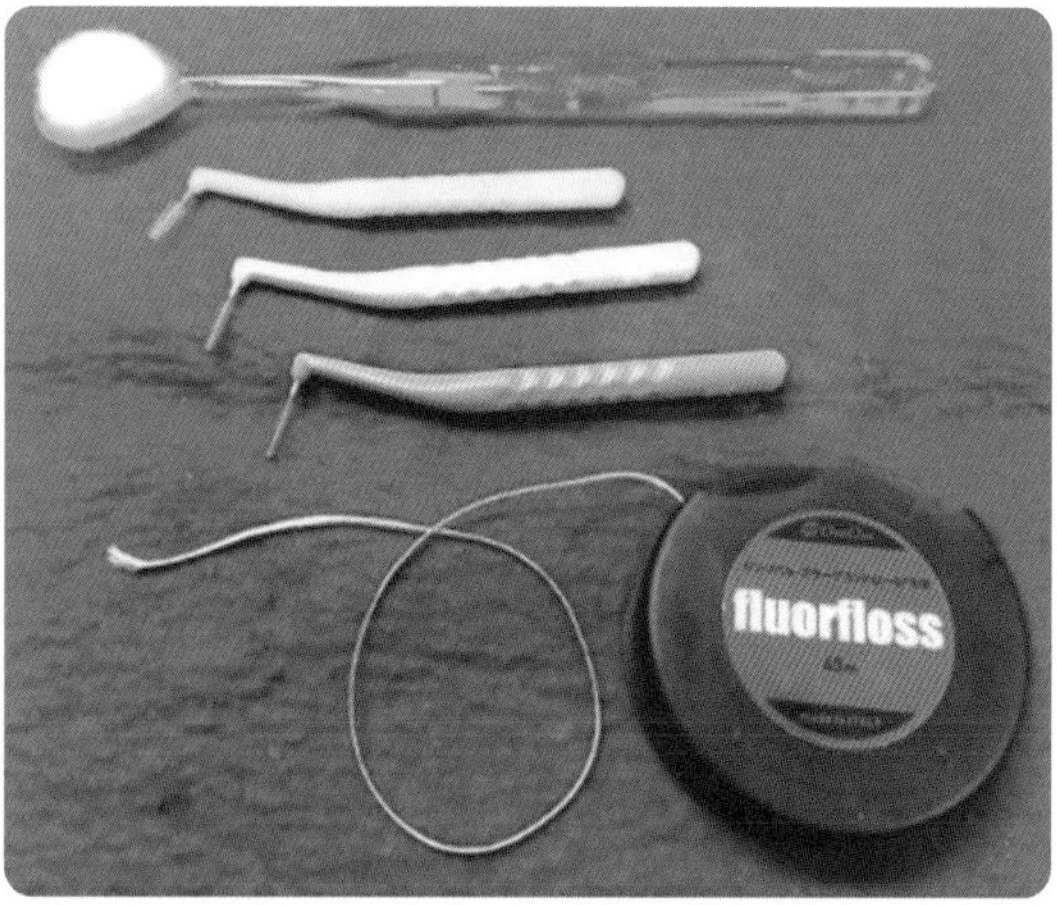

上から
舌ブラシ
歯間ブラシ（3本）
デンタルフロス

これらにほんの少しだけバイオペーストをつけるようにしましょう。

デンタルフロスは、1日1回歯間に通すと、さらにきれいに仕上がります。

テレビのコマーシャルを見ると、歯ブラシいっぱいに「歯磨剤」をつけて磨いています。口の中は泡だらけになるし、すぐにうがいをしたくなります。

これでは長時間、歯を磨くことはできませんね。

はっきり言って、歯を磨いているけれど、磨けていない！

歯磨剤を使った爽快感で磨けたつもりになっているだけなのです。歯面が磨けていないので、虫歯や歯周病になるのは当然です。

歯磨き剤は、ちょっとだけにしましょう。

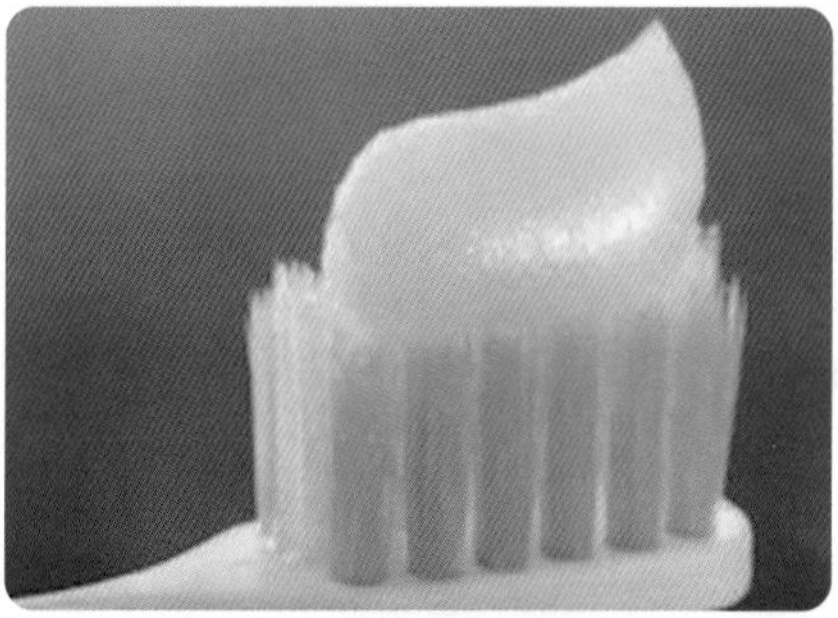

多過ぎる研磨剤
（某メーカーのコマーシャル）

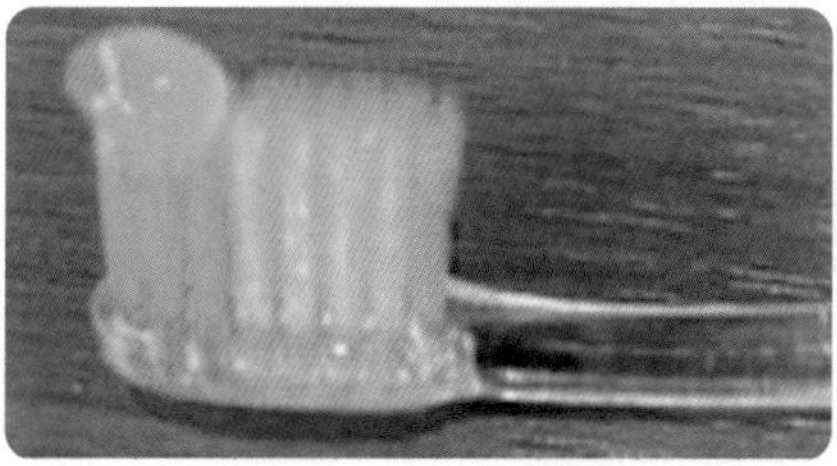

歯磨剤はちょっとだけ

ついでに舌も掃除する

また、忘れているのが〝舌の掃除〟です。

舌の表面は、「舌苔《ぜったい》」という苔《こけ》が溜まりやすく、細菌の宝庫。口臭の元。舌苔は、絶対に歯磨きの最後に、舌ブラシで取りましょう！

10分もあれば十分きれいになりますので、細菌がよく取れる安心・安全な歯磨き剤「バイオペースト」を、あなたの健康グッズの1つに加えることをおススメします。

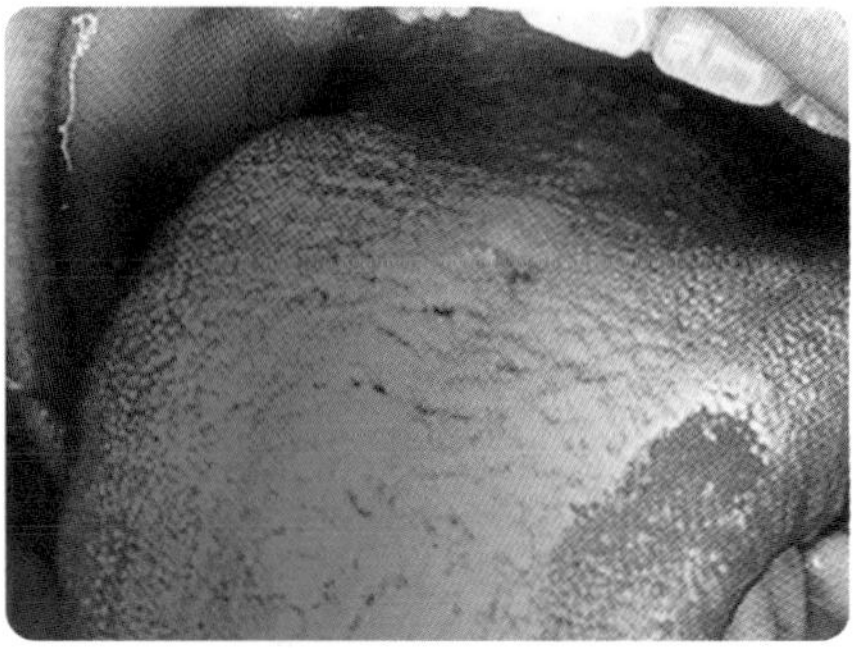

舌苔は細菌の宝庫

13

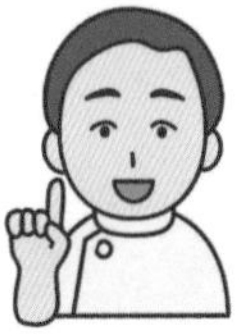

あなたは歯を磨くのに、どのくらい時間をかけていますか？

1分ですか？

2分ですか？

3分ですか？

数分間ではあまりにも時間が短過ぎます。なぜなら、正常な歯の本数は、わかりますよね。28本でした。親知らずを入れれば、32本です。

ブラッシングの目的は3つあります。

❶虫歯菌や歯周病菌の住処をかき回すこと

歯のバイオフイルム（歯垢の細菌叢《さいきんそう》）を攪乱《かくらん》して、風通しをよくし、生態系を破壊するのです。

❷長時間のブラッシングで防衛力を強化すること

「歯ぐきの鍛錬《たんれん》」により血行をよくして、骨を取り巻く歯肉の強化です。いわば乾布摩擦のようなもの。

❸歯ブラシが食物繊維の役目を果たすこと!

テレビを見ながら、お風呂につかりながら……「ながら磨き」で長時間、歯を磨けば磨くほど、歯面や歯肉の溝に溜まったバイ菌を歯ブラシの毛先がこすり落としてくれます。

以上のことを考慮すれば、おのずと歯を磨く時間は計算できますね。1歯5秒として、28歯は約2分。10秒として約5分。

この時間では、とても1歯ずつ、丹念に、隅々まで、磨くことはできません。しかも、バイ菌の住処は人それぞれで違うのですから。

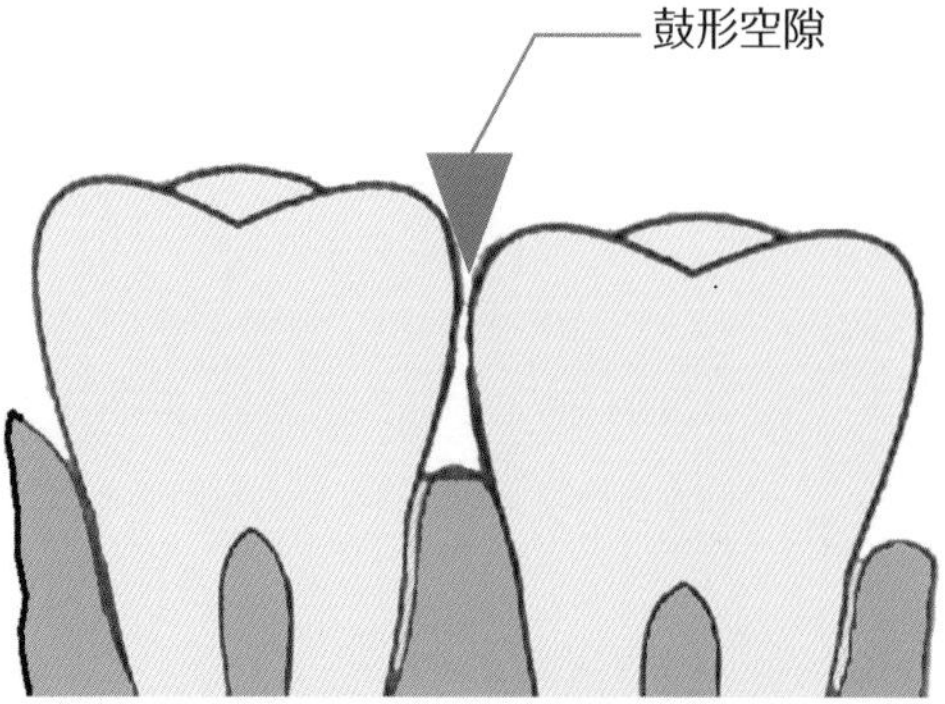

歯間鼓形空隙が、バイ菌の住処

あなたは、「歯間鼓形空隙《しかんこけいくうげき》」を知っていますか？

歯と歯の接触点の上下にできる隙間のことです。鼓《つづみ》のように見えるので、この名前がつきました。人には、この空隙が何か所あると思いますか？　じつにたくさんあるのです。上顎13か所、下顎13か所で、合計26か所もあります。

鼓形空隙がバイ菌の絶好の住処になっているので、バイオフィルム（歯垢）を攪乱して、「毒出し」をするのです。

それぞれの箇所に歯間ブラシやデンタルフロスを使えば、10分～15分の歯磨きする時間は必要でしょう。

14

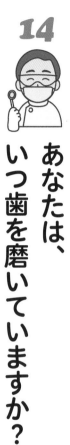

あなたは、いつ歯を磨いていますか？

朝食をすませた後ですか？

昼食後でしょうか？

夕食後でしょうか？

歯の健康に自信のある方ならいつでもいいと思います。

ただ、虫歯がたくさんある人、たくさん治療ずみの歯がある人、歯医者さんで歯周ポケット4ミリ以上と指摘された人、歯の動揺がある人は、歯磨きのタイミングが極めて重要です。

では、いつ磨いたらいいのでしょうか？

できれば、毎食後、もしくは朝晩2回は歯磨きをしましょう。

おススメは、朝起きてすぐの歯磨きです。

なぜなら、寝る直前に歯を磨いても、朝になると口の中が少しネバネバするのは、バイ菌が繁殖しているからです。

台所の排水口などのヌメリと同じです。

前述した「バイオペースト」は化学物質を含まないので、歯磨き直後の食事でも美味しくいただけます。

起床してすぐに歯磨きと舌の掃除をして、朝食後にバイオマウスケアウォーター（液体歯磨き）でうがいすることをおススメします。

もちろん、就寝前の歯磨きは、起床時のバイ菌を少なくするための大切な行為です。

ぜひ、習慣化しましょう！

15

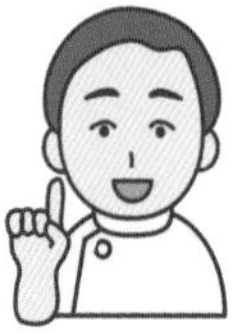

あなたの歯の磨き方は、正しい方法でしょうか？

あなたは、歯の磨き方をどこで学びましたか？　学校ですか？　テレビからですか？　家族からですか？　それは、あなたにとって、本当に正しい磨き方でしょうか？　よく考えてみてください！　正しい方法で磨かれていたあなたの歯は、どうして虫歯や歯周病になったのでしょうか？

歯磨きが上手な人でも10～20％の汚れが残る

私が歯科大学で学んだ「バス法」や「ローリング法」などは方法論で、そのとおりやったら磨けないことがわかりました。実際に正しい磨き方を会得したのは歯科医師になってからで、丸森賢二先生という予防の大家《たいか》から「染出し１００％磨き」の講習会で学んだのです。これは、歯垢を赤く染出し、染まった歯面を歯ブラシで取り除くのです。

一人ひとり、歯の並び方が違うので、磨き方は違っていいでしょう。赤く染まったところがきれいに取れたら、その方法があなたの正しい磨き方なのです。

虫歯に関しては、エナメル質の表面に作られたバイ菌の住処（バイオフイルム）の染出し磨きをおススメします。

写真は、歯の表面に付いている白色のネバネバした歯垢（プラーク）と呼ばれる細菌の塊（歯クソ）です。食べかすではありません！　染出しで、ベッタリと赤く染まりました。

歯磨きの上手な人でも、10～20％も汚れが残っています。

取り残し部分は毎回同じなので、そこから虫歯が進行しやすくなりま

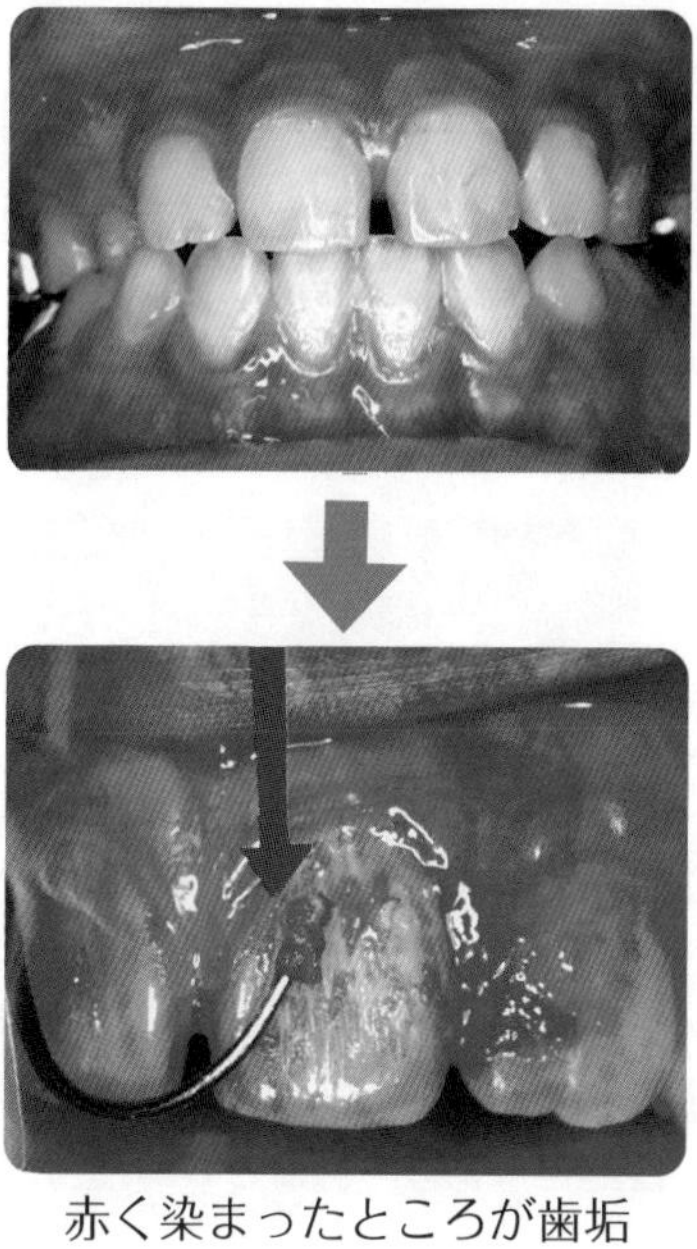

赤く染まったところが歯垢

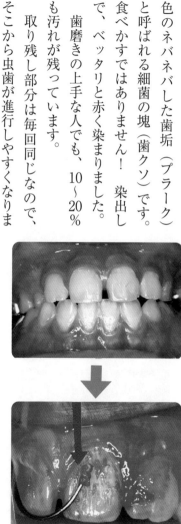

す。日常的に磨けていないところに、虫歯や歯周病が多発しているのです。

それぞれ苦手な部分があるので、その部分の磨き方を学びましょう。

歯と歯の間はバイ菌の住処

その苦手な部分とは……いったいどこでしょうか?

先ほどお伝えした歯と歯の間の歯間鼓形空隙《しかんこけいくうげき》です。バイ菌の住処になって、大変虫歯になりやすいのです。

写真①の第1大臼歯は、隣接部のみの虫歯なので、切削は最小限にとどめました（写真②）。

第2大臼歯の虫歯（歯間部）は、即日《そくじつ》セラミック治療と即日レジン充填《じゅうてん》しました（写真③）。

隣接面の歯垢は、歯ブラシだけでは取れにくい場所な

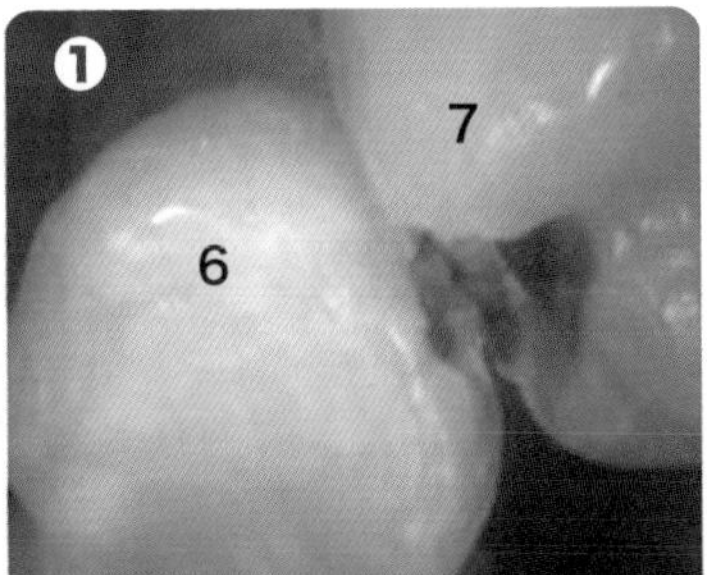

右上6・7番の歯間がバイ菌の住処

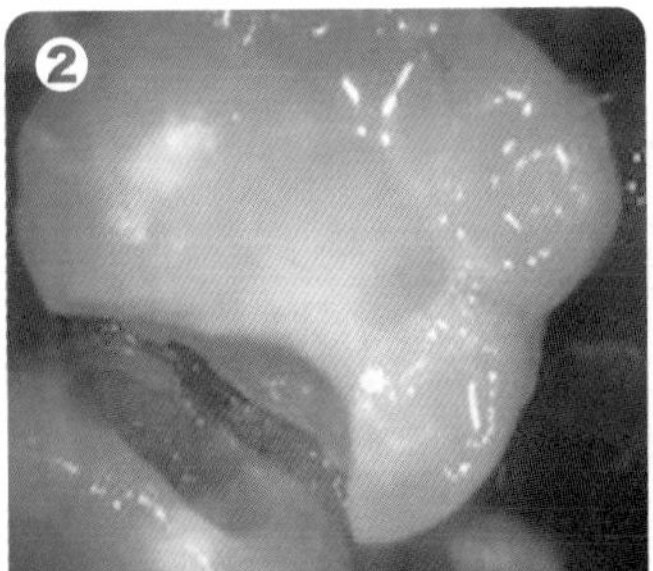

バイ菌をきれいに除去

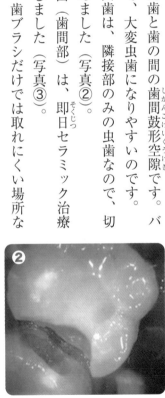

ので、次の2つの器具（歯間ブラシ・デンタルフロス）を使って取り除きましょう！

歯間ブラシはつまようじ感覚で

歯間ブラシは、歯と歯の間のバイオフィルム（歯垢）を簡単に除去するために開発されました。現在、さまざまな歯間ブラシがあります（70ページの写真参照）。

どの歯間ブラシがよいのでしょうか？

歯磨きは歯ブラシが主役であり、歯間ブラシはあくまで脇役です。

答えは「つまようじ感覚」でよいと思います。歯間に歯間ブラシを通して出血したら、歯肉を傷つけたということです。

最初はできるだけ出血させないよう、歯と歯の間に楽に通せるサイズ（大・中・小）を選ぶといいですね。

あくまで歯磨きの補助用具の一つとして使いましょう。

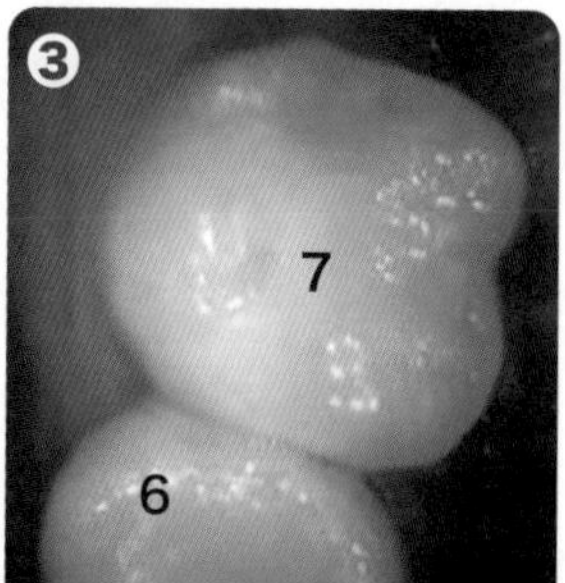

右上６番の隣接部はレジンで、
７番は即日セラミックで治療

歯間ブラシを使っているとよく出血したりしますが、次第に出血しなくなります。通常5日から1週間くらいでまったく出なくなるので、ご安心ください！

デンタルフロスの効果は絶大

私は毎日、デンタルフロスを欠かさず使っています。

なぜでしょうか？　隣接面《りんせつめん》（歯と歯が接触した面）によく虫歯ができるからです。接触したところの歯面が虫歯菌の大好きな住処なのです。歯と歯の間にデンタルフロスを通すと、かなり歯垢がとれます。歯垢を染出しすると、赤い歯垢がきれいに取れたかどうかはっきりわかります。虫歯予防にフロスの効果は、絶大です！

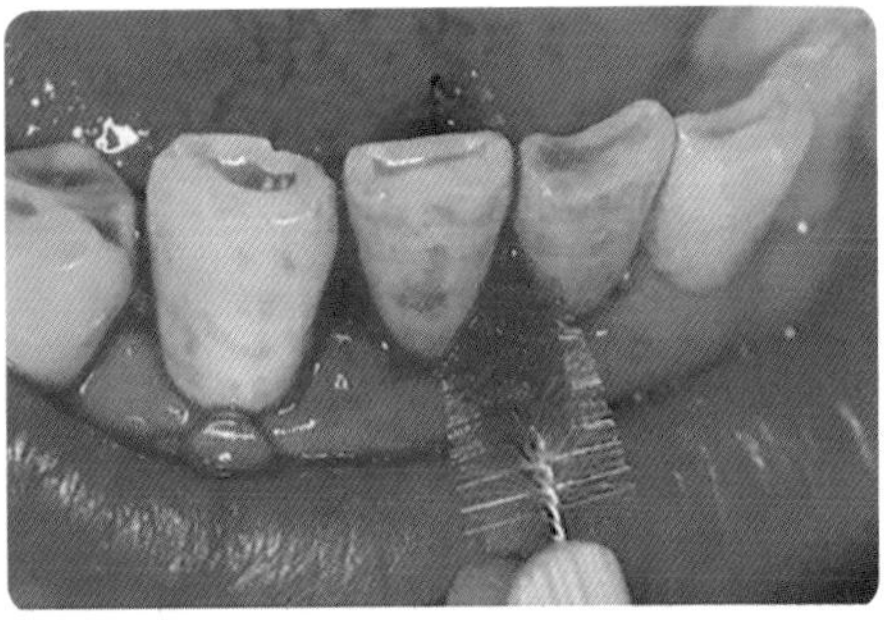
歯肉を傷つけたら出血します

私のおススメのフロスは、指巻きタイプの「フロアフロス」です。歯ぐきの中に入れても痛くなく、使い心地や気持ちよさも抜群。プラークも、ゴッソリとれます。

その秘密は、384本の糸をより合わせたことにあります。1本1本の繊維がうねっているので、絡《から》め取れるのです。一度歯間に通したフロスは、汚れがついていないように見えても、細菌がウジャウジャいます。だから、フロスを通すたびに中指で巻き取り、場所をずらして常に新しいフロスを歯間に入れましょう。健全な歯だと、1回につき50センチ以上出すと、26か所ある歯間のすべてを通すことができます。

フロアフロスを使った患者さんからの感想を紹介します。

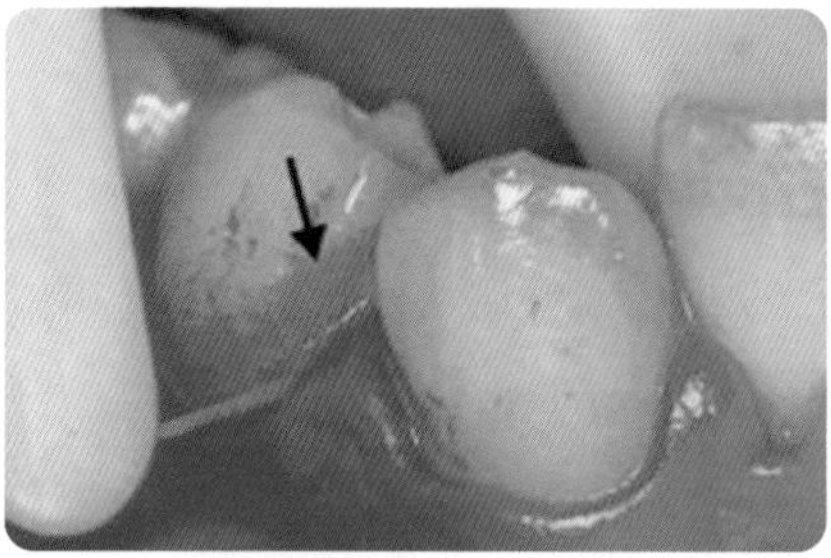

矢印の先に歯垢

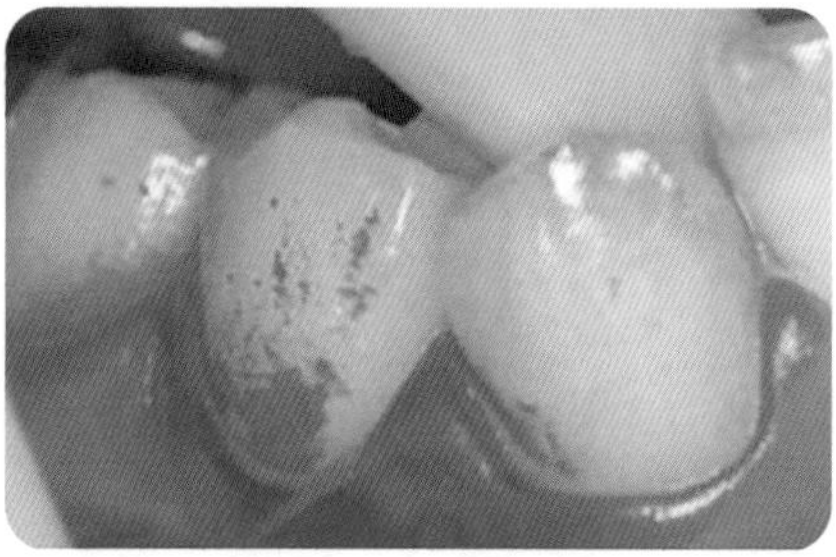

フロスで取れた歯垢

出典：『健康な歯肉とブラッシング』
丸森賢二監修、医歯薬出版

「フロスは、歯ぐきに刺さって痛いイメージがあったのですが、フロアフロスを使ってみて感動しました。とにかく繊維がやわらかい！　歯ぐきに入れてもぜんぜん痛くないんです。

なんとなく状態が改善したんじゃなく、自分で毎日フロスを頑張った結果、よくなっているのがすごくうれしい！　今は自分の歯がかわいくて仕方ないです（笑）」

現在、日本人の成人の約8割が歯周病にかかっています。将来、歯をずっと守っていくために必要なのは、ジンジバル・プラーク（歯ぐきの中に溜まった細菌）を毎日取り除くことです。それが、からだの健康を守ることにつながります。

フロアフロスは、ジンジバル・プラークコントロールのために作られた唯一のデンタルフロスです。フロアフロスの詳しい使い方は、ＱＲコードからご覧ください（70ページの写真下参照）。

歯周病予防は歯周病菌を除去するしかない

歯周病に関しては、歯肉のポケット内なので染出しはできません。

ではどうしたらよいのでしょうか？

歯ブラシの毛先を上手に使い、「レッドコンプレックス（歯周病菌）」を除去する以外、方法はありません。

その際、天然の歯磨き剤「バイオペースト」を併用すれば、素晴らしい殺菌効果があります。

次に、歯周病菌を除去する毛先を使った各種方法をお伝えします。

自身で試して、自分で見つけたブラッシング技術が、正しい磨き方です。

キーワードは〝歯ブラシの毛先〟です。

おススメの方法をいくつか紹介します。

歯周治療における宿主強化療法――歯間スッキリ「つまようじ法」

「つまようじ法」は、岡山大学歯学部の渡邉達夫名誉教授が歯周病罹患歯の寿命を延ばすために開発されました。渡邉先生から次のメッセージをいただきました。

「……つまようじ法の原理は歯ブラシの毛先の刺激で歯肉細胞（上皮基底細胞、繊維芽細胞、血管内皮細胞、骨芽細胞など）を増殖させることです。

歯肉出血は、外出血で上皮が破れている部位で起こりますが、歯ブラシの毛先の機械的刺激で血管内皮細胞や上皮基底細胞が増殖して潰瘍を修復し、それで歯肉出血が治まります。

それにより、血液要求性の歯周病菌（レッドコンプレックス）は増殖が止まり、歯周病の再発もなくなります。

このような事実から判断しますと、ブラッシング効果は、歯垢除去効果というよりは、歯肉細胞増殖効果によるものと考えます。

『宿主強化理論』は、このエビデンスをもとに生まれました。

ブラッシング刺激による細胞増殖効果は、毛先が当たっている場所から0・5ミリ離れると細胞増殖は見られません。

歯肉炎の初発でかつ、多発部位である歯間部歯肉の炎症を抑えるには、毛先を歯間部に挿入する必要があります。

そのブラッシング方法が『つまようじ法』です」

いかがでしょうか？

ちょっと、難しいですかね。つまり、毛先をつまようじのように使って、歯と歯の間の隙間を清掃すると同時に、歯肉を刺激してその細胞を増殖させるということです。

毛先を歯と歯の間に突っ込み、引き抜く感覚です。歯周ポケットが４ミリ以上ある場合は、出血させないように柔らかい歯ブラシで毛先をそっと突っ込み、引き抜きましょう。

突っ込む際の歯ブラシの毛先の強さは、指の爪が白くなる〝２００グラム程度の力〟でよいでしょう。

上の前歯は、毛先を下に向けて、歯と歯ぐきの境目に当てます（下の歯を磨くときは毛先を上に）。

そのまま、毛先で突っつくようにして、歯と歯の間に歯ブラシの毛先を入れます。毛先を歯間に「入れて、

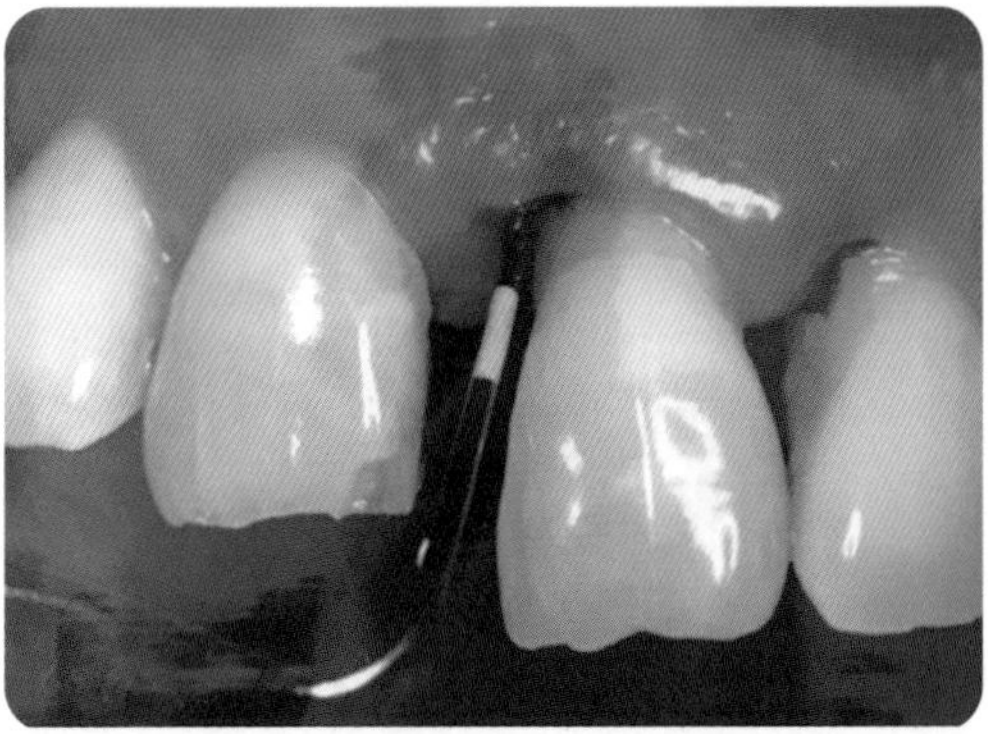

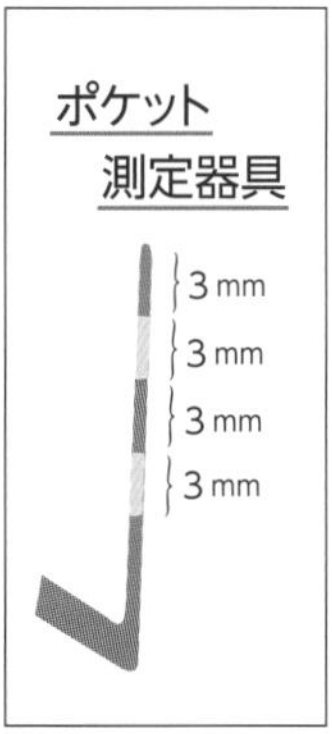

ポケットが４ミリ以上ある歯は、歯周病です

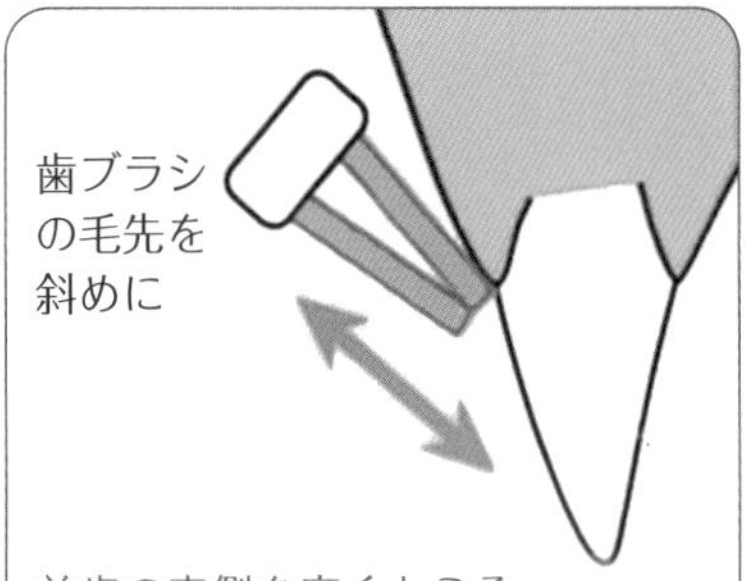

前歯の表側を磨くところ

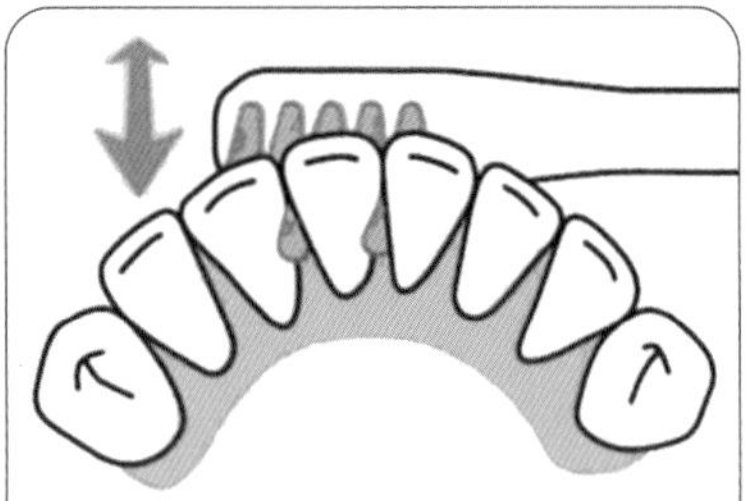
歯間の大きさに合った
毛の量が入っていきます

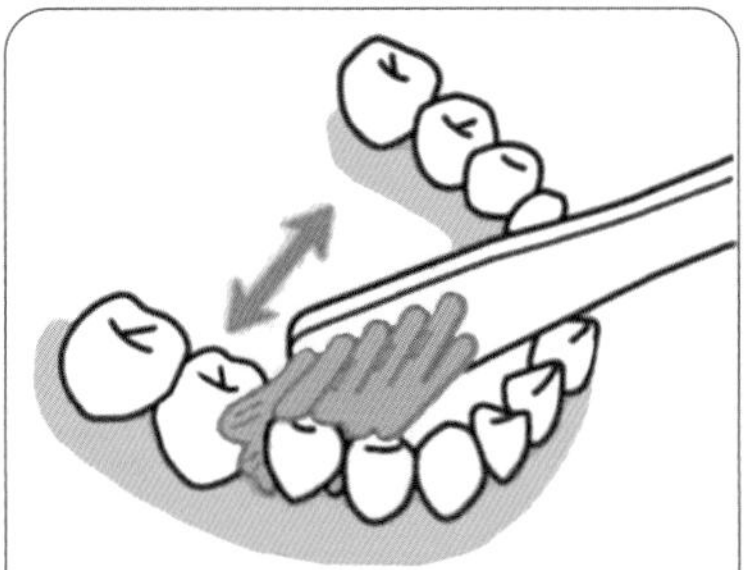
歯の裏側を磨くとき

出して」と、1か所約10回繰り返します。

奥歯や歯の裏側を磨くときは、歯ブラシの先のほうを使って同じように磨きます。歯ぐきが痛いという方は、少しずつ自分で調節して慣れてください。

おススメの歯ブラシは、V7（ブイセブン）です。

歯周病の予防研究から生まれた「つまようじ法」歯ブラシ。

歯間に入りやすい、毛の広がりを抑える、長持ちキャップ付きの2列V型植毛です。

詳しくは、「つまようじ法」のブラッシング紹介動画を、QRコードからご覧ください。

毛先突っ込み震わせ磨きで歯周病菌の住処をかき回す

「つまようじ法」とよく似ていますが、歯周ポケット内に毛先を突っ込み1～2ミリ震わせるところがポイントです。

1列か2列の歯ブラシを使用します。これは大変優れもの。歯周病菌が隠れる住処をかき回すのです。

歯垢の細菌叢（バイオフイルム）を攪乱《かくらん》して風通しをよくし、生態系を破壊するのです。

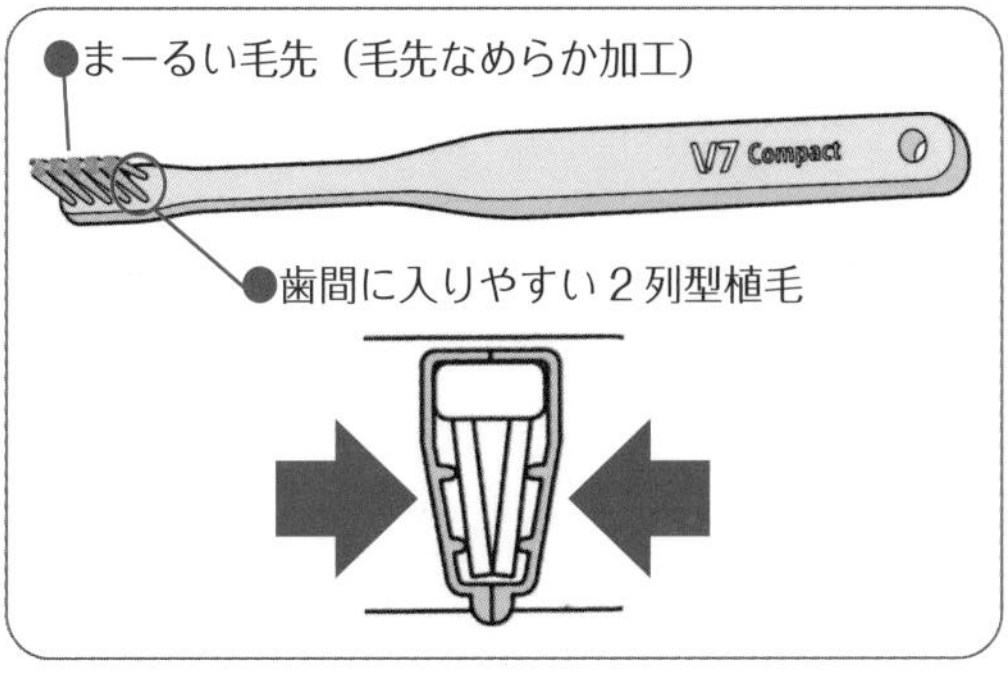

特に根元や歯間のポケット内に毛先が楽に入るのですから、毛先を突っ込んで震わせるだけでいいのです。血を見ると豹変するPg菌にエサを与えないためにも、出血をさせないことが大切なのです。

何度も言いますが、バイオペーストを併用すると、素晴らしい効果が期待されます。

カカト毛先磨き

前歯の磨き方のコツは、毛先をうまく使いこなすことです。

歯ブラシのカカト、わかりますか？　写真のように歯ブラシのカカトの毛先を使って、歯の表面や歯肉縁下からプラークを取りましょう。

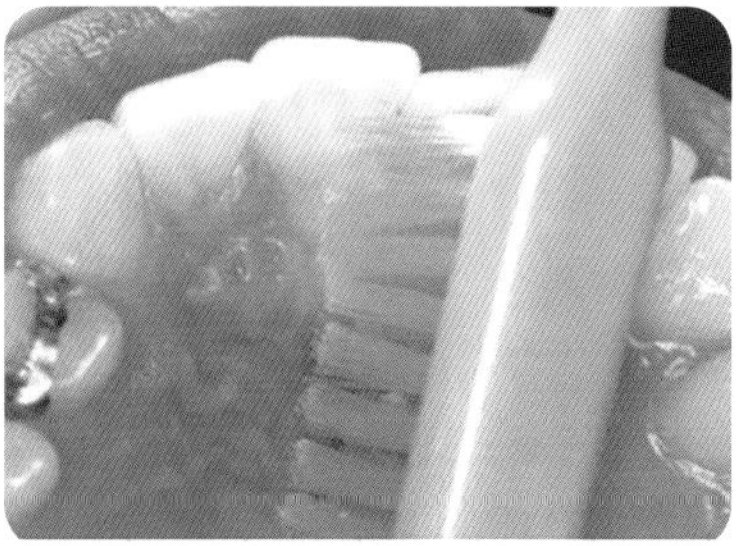

上顎前歯の口蓋側カカト磨き

出典：『健康な歯肉とブラッシング』
丸森賢二監修、医歯薬出版

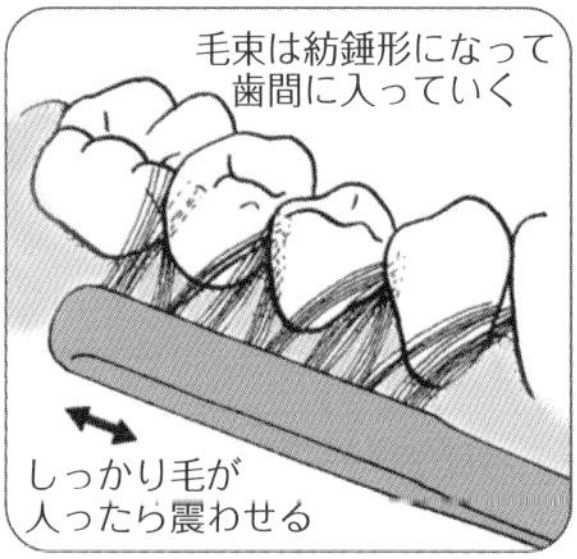
毛束は紡錘形になって
歯間に入っていく
しっかり毛が
入ったら震わせる

突っ込み震わせ磨き

出典：『歯槽膿漏抜かずに治す』
片山恒夫著、朝日新聞社

ツマ先毛先磨き

最後臼歯の面は、歯ブラシのツマ先の毛先を使う磨き方がおススメです。

歯ブラシの「ツマ先」をイメージしましょう！

写真のように歯面に直角に毛先を当てて、毛先をうまく動かす磨き方です。

短往復振動毛先磨きでバイ菌を攪乱する

歯の表面はすべて曲面ですから、直角に当てるのはかなり難しい作業です。

さらに口の中は、見ながら磨けません。イメージして磨くので、磨き残しをしてしまうのは当たり前なのです。

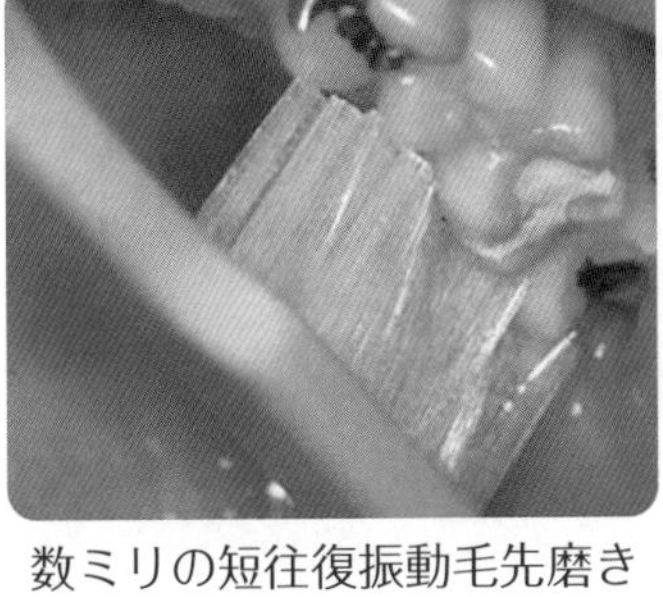

数ミリの短往復振動毛先磨き

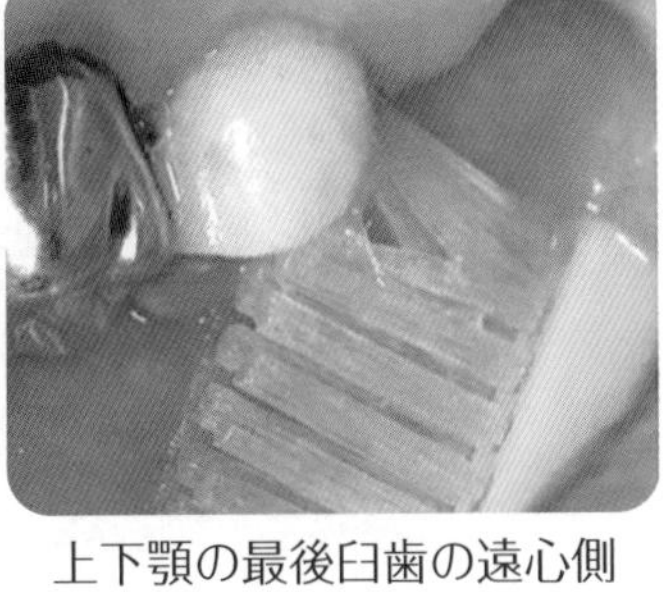

上下顎の最後臼歯の遠心側

出典：『健康な歯肉とブラッシング』丸森賢二監修、医歯薬出版

ペンを持つように軽いタッチで、数ミリの往復振動による毛先磨きで、簡単にバイ菌を撹乱《かくらん》できます。

丹念な毛先磨きをマスターしよう

歯がきれいに並んでいるとは限りません。

あなたの歯の表面を全部きれいにするためには、的確な指導を受けて、繰り返して練習しましょう。

歯ブラシの目的は、バイ菌が作った「バイオフイルム（歯垢）」を取り除くことです。

その一番よい方法が、歯ブラシによる「毛先磨き」なのです。

この毛先の使い方をマスターすればいいのです。カンタンのようでかなり難しいかもしれません。なぜなら、よく見えないからです。

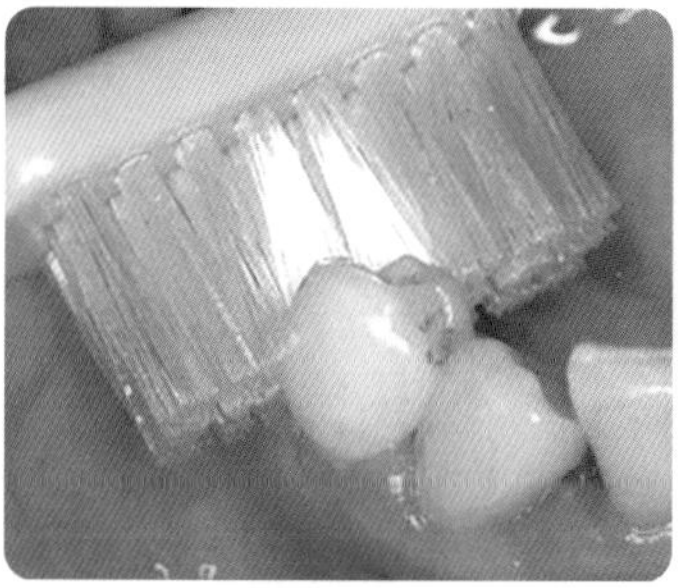

水平磨き

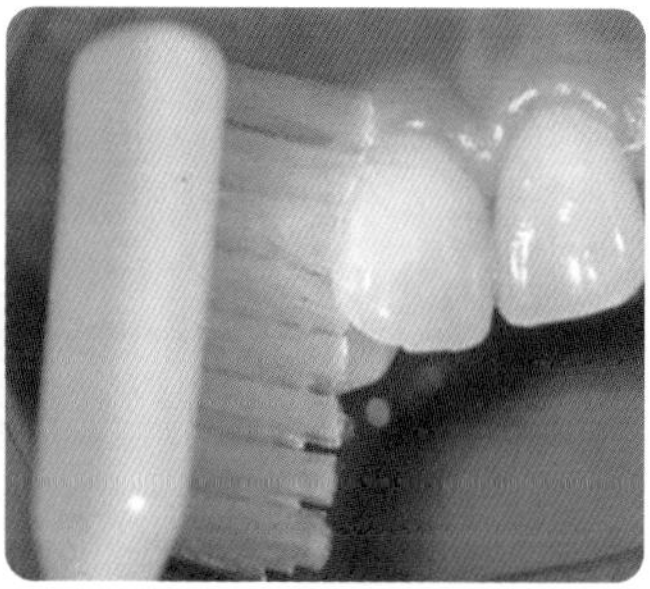

縦磨き

出典：『健康な歯肉とブラッシング』丸森賢二監修、医歯薬出版

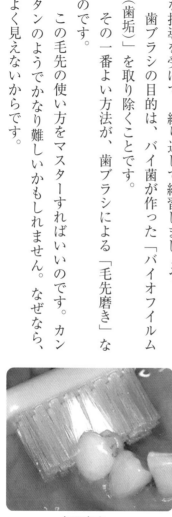

1

まずは歯医者さんに行って、自分の歯の「どこが磨けていないか」を教えてもらい、正しい磨き方を身につけましょう。

自動車学校で運転を学んだように、手取り足取り、教えてもらうのです。

「守破離《しゅはり》」という言葉をご存じですか？　師匠《ししょう》の教えを守り、また師匠から離れて修行し、師匠を超えて、新たな境地に達することです。

歯磨きは「たかが歯磨き、されど歯磨き」です。

奥が深いのです。これで終わりということがないのです。いい加減にすると、すぐに虫歯や歯周病になってしまいます。

歯道（はどう）

歯磨きは、毎日毎日、バイ菌退治をし続けなくてはならない、奥の深〜い道のりなのです。かけがえのない歯を守るための歯磨きを「歯道《はどう》」として捉えていただきたいと思います。

「歯の道」と書いて歯道。これは私の造語です。

私は、幼少の頃から剣道を修練しています。剣道には「剣道の理念」と「剣道修錬の心構え」があります。剣道の理念は、「剣の理法の修錬による人間形成の道である」という素晴らしい理念です。

剣道の理念と同じく、「歯道の理念」を考えてみました。

歯道の理念

歯磨きの理法の修錬による健口《けんこう》と口福《こうふく》の道である。

理法の修錬とは、何でしょうか?

理にかなった法則、いわゆる「心法・技法・身法（心技体）の法則」です!

心法とは、歯の形にあった食養生（後述）を心掛け、常に自分の歯の健康は自分で守るという強い信念の構築《こうちく》。

技法とは、歯ブラシの持ち方や力の入れ方を工夫研究し、歯ブラシの毛先磨きによるさまざまな磨き方の修錬。

身法とは、歯の形態（前歯8本・犬歯4本・臼歯16～20）を熟知し、生涯食べ物を摂《せっ》取《しゅ》し、咀嚼《そしゃく》し、味わう、吸う、嚥下《えんげ》できるよう、口腔内の維持・向上を図ること。

「剣道修錬の心構え」は、次のようになっています。

「剣道を正しく真剣に学び、心身を錬磨して旺盛なる気力を養い、剣道の特性を通じて礼節を尊び信義を重んじ、誠を尽くして常に自己の修養に努め、以って国家社会を愛して広く人類の平和繁栄に寄与せんとするものである」

剣道修錬の心構えと同じく、「歯道修練《はどうしゅうれん》の心構え」を考えてみました。

「歯磨きを楽しく丹念に行い、
口腔内を健やかにして口福を培い、
歯道の特性を通じて歯の大切さを学び、
歯ブラシの正しい毛先磨きを会得し、
一本一本の歯の大切さを自覚して、

常に自己の歯の健康に努め、
以ってよく噛んで咀嚼し唾液を出して、
全身の健康回復とその維持向上を図るものである。」

いかがでしょうか？　歯道は、波動《はどう》です！　波動はエネルギーです。エネルギーを形にしたものが血液です。

全身の細部にまで張り巡らされた血管を流れる血液によって、栄養素や酸素などがからだの隅々まで運ばれて、私たちの美や健康は維持されているのです。

東洋医学では「万病一元《まんびょういちげん》血液の汚れから生ず」と言います。血液の微小循環《びしょうじゅんかん》なくして健康はありえないのです。

「食は血となり肉となる」のです。食べ物を歯で噛んで、小さく砕いて、消化を助けて、栄養素を血液がからだのすみずみまで届ける。これが歯道です。

歯道とは！　「楽しい歯磨き　バイ菌落として歯を守り　噛《か》めば噛むほど　溢《あふ》れる唾《だ》液《えき》で健口腸寿《けんこうちょうじゅ》」なのです。

16

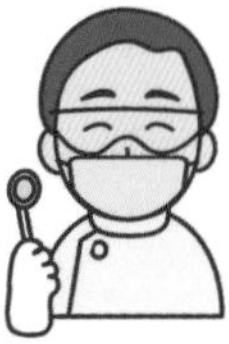

わが子を見たときに、歯並びが気になりませんか？

不正咬合《ふせいこうごう》を知ろう

不正咬合というと、一般的に前歯のガタつきや出ッ歯、受け口、開口《かいこう》（前歯が噛んでいない）などを連想されると思います。

確かに不正咬合を診断していくうえで、前歯の関係を見ていくことは重要なことですが、その基盤となる歯槽骨《しそうこつ》や顎骨《がくこつ》、頭骨《ずこつ》、頸椎《けいつい》、それらを取り巻く筋肉をはじめとする軟《なん》組織、これら諸器官の連携に関与する機能についても把握する必要があります。

また、子どもの不正咬合では、形態の成長や機能の発達の過程、その程度を把握する、いわば「不正咬合の成り立ち（からくり）を理解する」ことも、重要なことです。

発育期の矯正治療は、問題のある箇所を特定して、通常の発育に戻すこと（発育のコントロール）が基本となります。

これは「顎顔面矯正治療《がくがんめんきょうせいちりょう》」と呼ばれ、歯並びのベースにある歯槽骨や顎骨、頭骨、それらを取り巻く軟組織までを考慮した一連の治療の進め方です。

そのコアとなる上顎骨と下顎骨は、構造や形態だけでなく、発育パターンも異なるので、それぞれに合った治療法を選択する必要があります。

顎顔面矯正の治療とは

顎顔面矯正って何？　という方が多いと思いますが、顎顔面矯正とは、通常の歯列矯正と違い、歯並びを治すだけの治療法ではなく、「顎の発育を促進させることで、骨格の発育不足で起こるさまざまな障害を改善することを目的とする治療法」になります。

人類の進化の過程で、直立二足歩行や石器の使用、火を使った食物の加熱料理による脳の大型化に伴い、顎顔面骨格は後退してきています。

したがって、頭部の形態的不調和による不正咬合の発症や頻度も、時代に伴い変化しています。

さらに最近では食文化の変化に伴い、コンビニやファストフードなど、気軽に食事が摂れるようになり、同時に柔らかいものが増え、軟食傾向にあります。

硬いものを噛む習慣が少なくなったことから、咀嚼力《そしゃくりょく》も低下してしまい、それに合わせて顎《あご》のサイズは小さくなってきているのです。

上顎の成長不足で起こるさまざまなトラブルは、次のようなものがあります。

- 歯並びが悪い
- ベロ（舌）をよく出している
- ポカンと口があいている
- 口で息をしている（鼻呼吸ができない）
- 口臭が気になる
- いびきをよくかく

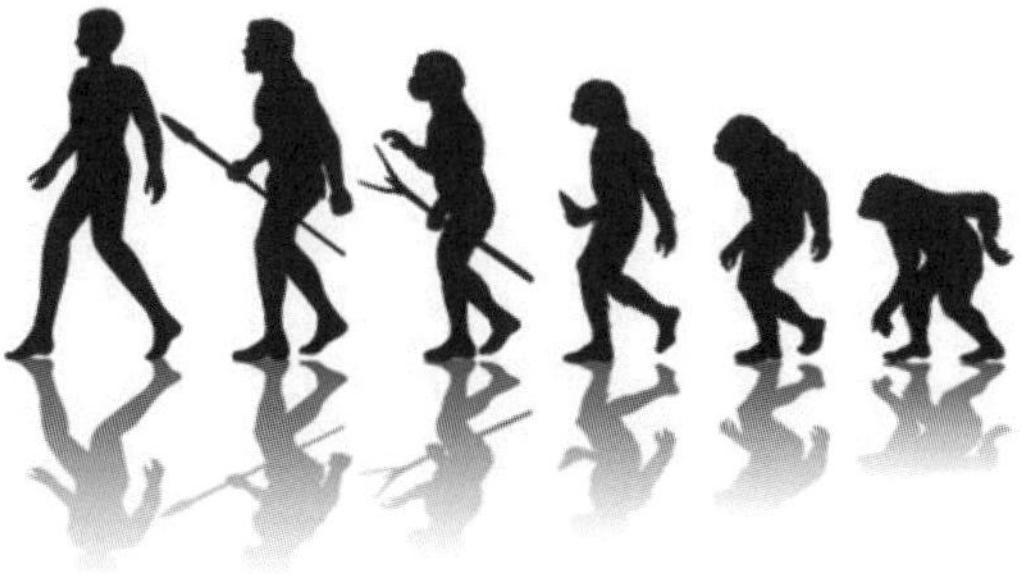

- 寝つきが悪い
- 日中眠たそうにしている
- 扁桃腺《へんとうせん》が腫れている
- 中耳炎《ちゅうじえん》
- 夜間遺尿症《やかんいにょうしょう》
- 猫背《ねこぜ》
- アレルギー性鼻炎
- アトピー性皮膚炎
- 気管支喘息《きかんしぜんそく》
- 副鼻腔炎《ふくびくうえん》　などなど……。

いかがでしょうか？　骨格の発育不足が原因で前記のような症状が見られますが、呼吸を改善することで治るかもしれない場合は、顎顔面矯正治療の適用が最初の選択肢です。

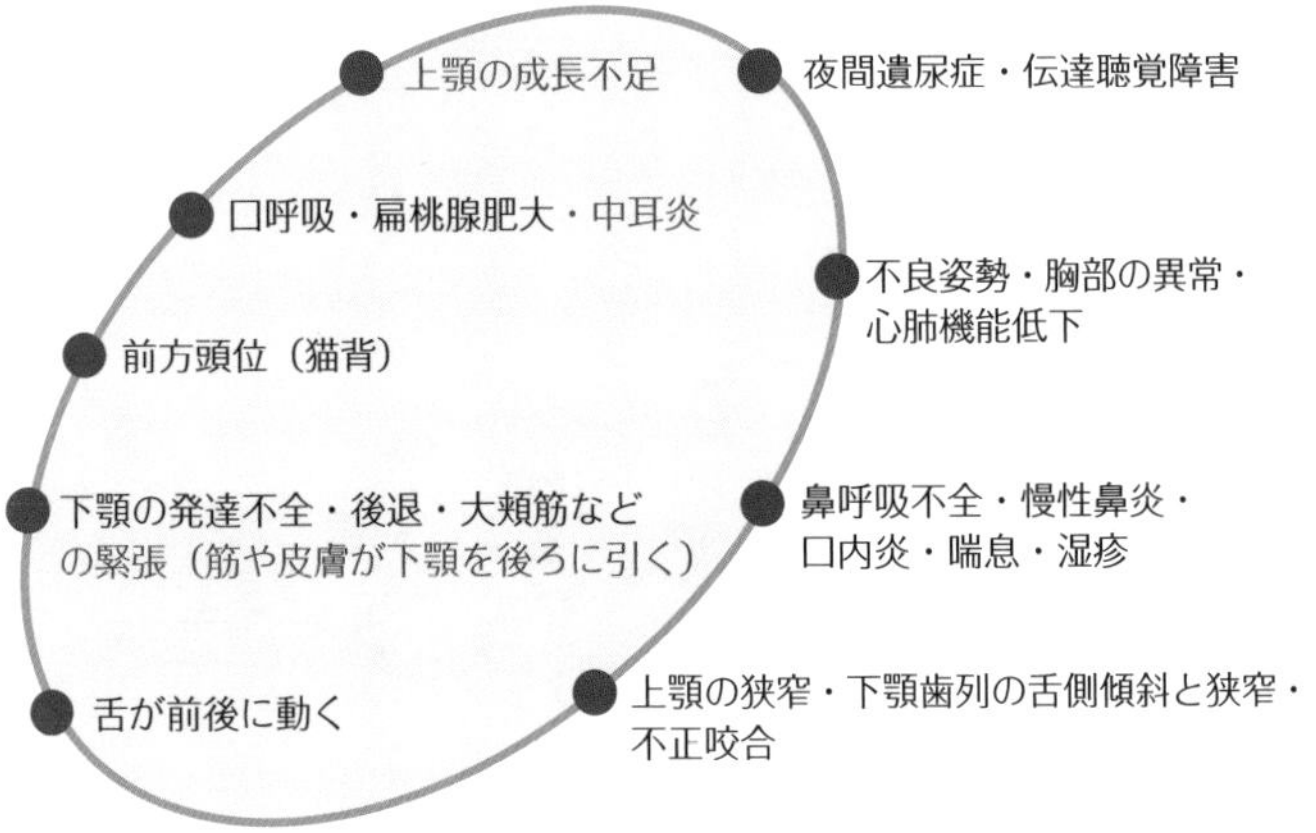

上顎成長不足から起こる負の連鎖

1

顎顔面矯正を治療するといろんな症状が改善する

当院でも顎顔面矯正治療により骨格を改善することで、

- いびきをかかなくなった
- ご飯を食べるスピードが早くなった
- 食べる量が増えた
- 鼻の通りがよくなった
- 鼻で匂いがわかるようになった
- 口臭がなくなった

など、さまざまな声をいただいています。

じつを申しますと、私の甥《おい》っ子も上顎が小さく、鼻で呼吸ができず、いろんなトラブルに悩まされていました。重度の中耳炎で耳が化膿《かのう》してしまうので、お風呂やプール、海に入れず、鼓膜《こまく》にチューブを入れて膿《うみ》を出したりしていました。

小学校6年生になると、鼓膜の手術をしなければならない、と姉が悩んでいたのを今でも覚えています。また、サ行が言いにくい〝発語障害〟といった症状にも悩まされていました。

悩んでいる姉に「顎顔面矯正をやってみて、呼吸が改善すれば中耳炎が治るかもしれないよ」とアドバイスをしたところ、興味を持ち、「治ればいいね」ということで、顎顔面矯正を開始しました。

顎顔面矯正を始めて3年、甥っ子の中耳炎の症状は現在落ちついています。耳鼻科の定期検診でも「手術の必要はなくなった！」と医師から言われたそうです。

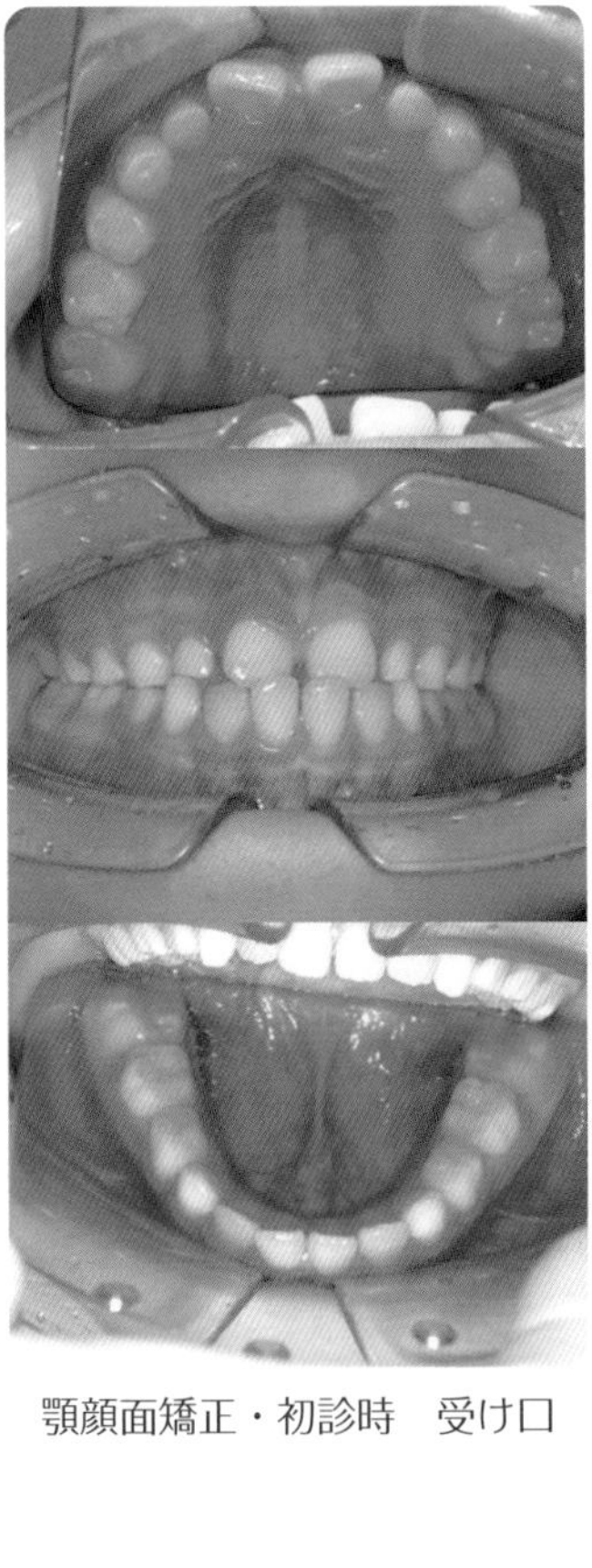

顎顔面矯正・初診時　受け口

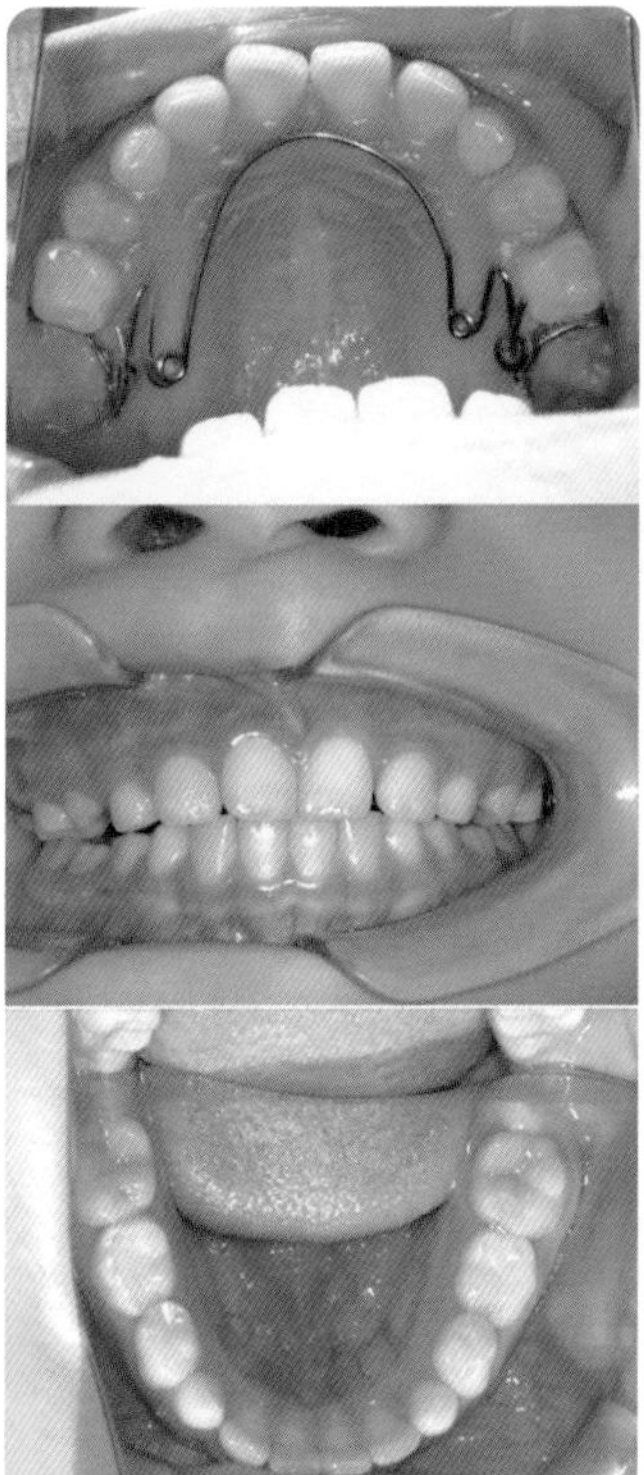

治療後、受け口の改善

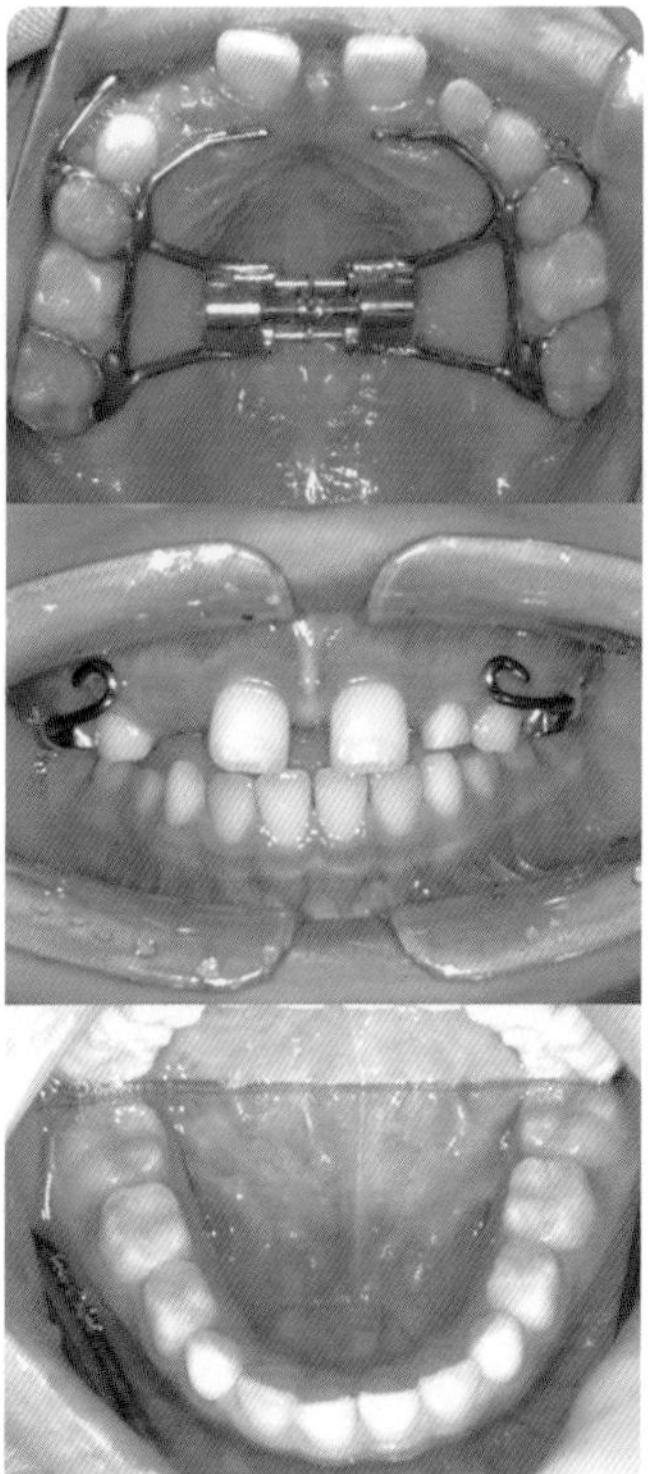

上顎骨の骨格改善中

顎顔面矯正は、小児期（5〜11歳）に行える治療法の1つです。必ず行わなければならない治療というわけではありませんが、骨格そのものを改善することで、歯並びだけでなく、さまざまな機能回復も期待できる治療法です。

甥の治療経過から、私は鼻呼吸の大切さを再確認することができました。鼻で呼吸ができずに口で呼吸し、それが原因で起こるさまざまなトラブルで悩んでいる子どもたちを一人でも多く救ってあげたいという思いから、中西歯科のビジョンを日々朝礼で声に出しています。

〈中西歯科のビジョン〉
顎顔面矯正《がくがんめんきょうせい》を通じて、骨格《こっかく》の成長不足で鼻呼吸《びこきゅう》できず、さまざまなトラブルに悩んでいる子どもたちを一人でも多く救おう。

子どもたちの明るい未来は、これからも60年、70年と続きます。原因不明の症状がある場合には、顎顔面矯正という治療法を知っていただくきっかけになれたら幸いです。

子どもたちの笑顔と輝く未来のために！

第2章

食養生なくして病気は根本的に治らない

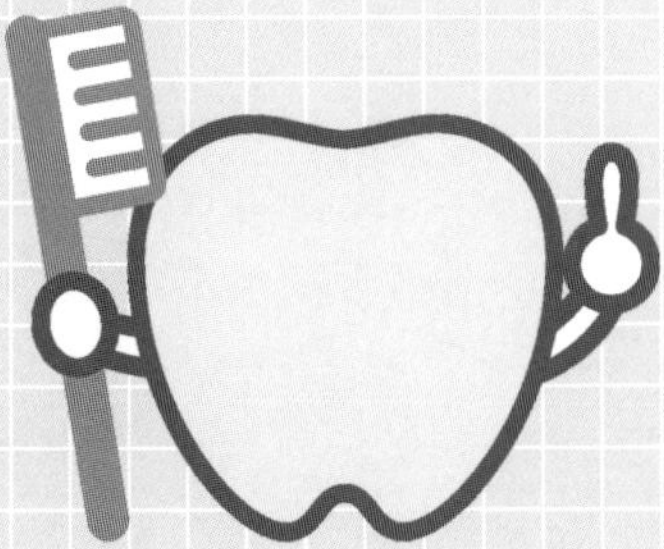

難病になったことはない！

それは素晴らしいことです。生涯にわたって難病を経験することなく過ごせたら、どんなに幸せなことでしょうか？

さて、難しい病気と書いて「難病」ですが、これはどういう病気でしょうか？

難病は、医学的に明確に定義された特定の病気の名称ではありません。いわゆる「不治《ふち》の病《やまい》」に対して、社会通念として用いられてきた言葉です。

そのせいで難病であるか否かは、その時代の医療水準や社会事情によって変化していきます。

17

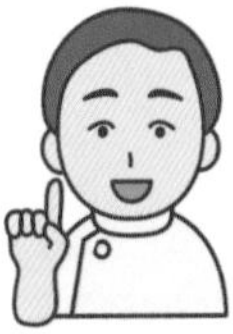

あなたは難病を体験したことがありますか？

かつて日本人の生活が貧しかった時代には、赤痢、コレラ、結核などの伝染病は「不治の病」でした。その当時は有効な治療法もなく、多くの人命が奪われたという点で、これらの疾病はまぎれもなく〝難病〟でした。

しかし、その後日本人の生活が豊かになり、公衆衛生の向上、医学の進歩および医療の充実により、これらの伝染病は治療法が確立され、不治の病ではなくなりました。

しかし現在は、環境汚染や食生活の多様化、電磁波、ストレス過多などの影響で治療が難しく、昔はなかったような病気が多発していることも事実です。

原因不明の慢性疾患がますます増加して、自身や家族の経済的・身体的・精神的負担が大きくなっているのです。

これらはすべて難病と言ってもいいのではないでしょうか。
以下は、私の難病体験です。

私が苦しんだ難病「類天疱瘡《るいてんぽうそう》」

2016年11月のある日、68歳のときに突然からだのあちこちに湿疹と水泡が出現しました。夜は痒《かゆ》みで眠れない日が続きました。あまりの痒みに耐えきれなくて、皮膚をかきむしりました。水疱が破れてそこから感染し、醜《みにく》い皮膚になってしまいました。

痒くて眠れないので、手でかゆいところを両手でパーン、パーンと叩き、その痛さで、痒みを紛らわしたのです。

やむなく、2件の皮膚科を受診しました。

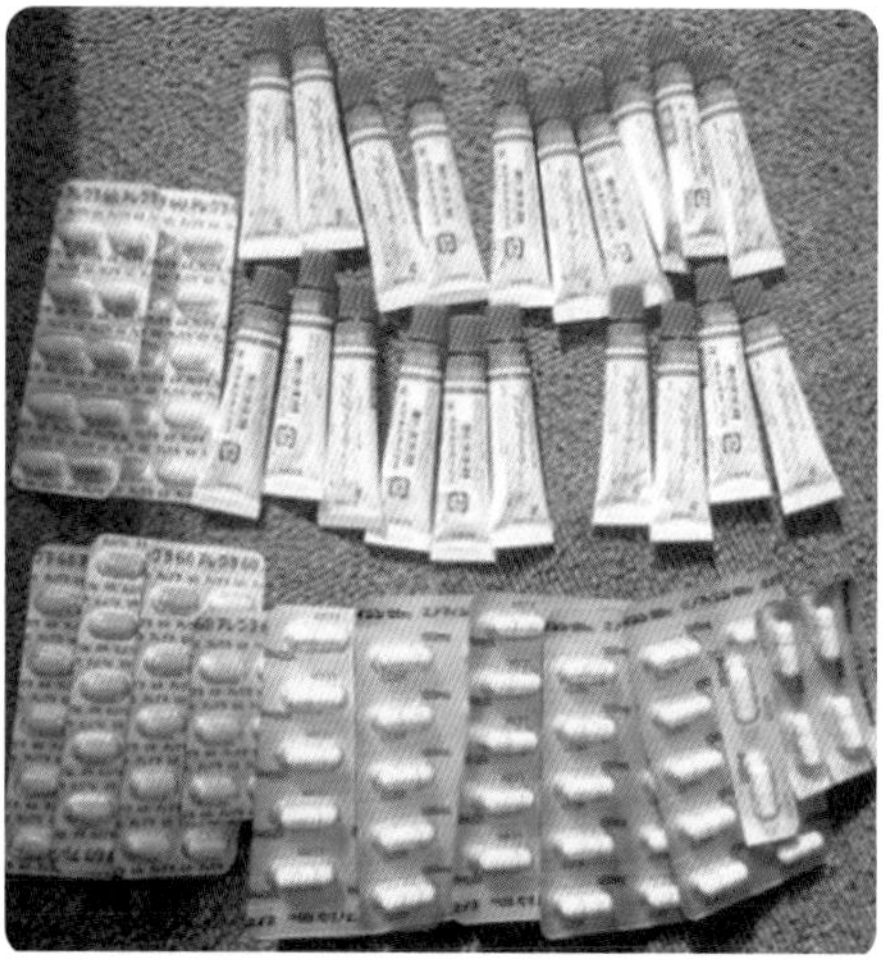

皮膚科で処方されたクスリ

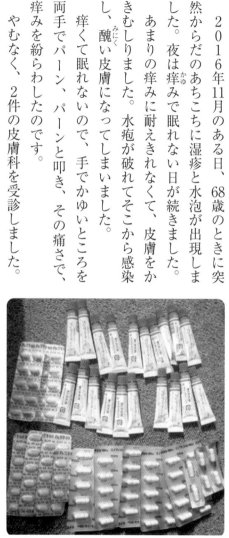

皮膚科では、加齢とともに皮膚が乾燥して痒くなると言われ、「老人性皮膚掻痒症《ろうじんせいひふそうようしょう》」と診断されました。

それからもだんだん重症化してきたので、不安になり大病院の皮膚科を受診しました。病院での診断名は、難病といわれる自己免疫疾患「類天疱瘡」でした。

処方されたクスリは、ミノマイシン（抗生剤）とステロイド外用剤です。最初の3か月は飲みましたが、かえって悪化していきました。一向に改善しないため、副作用をおそれて、以後まったく服用しませんでした。

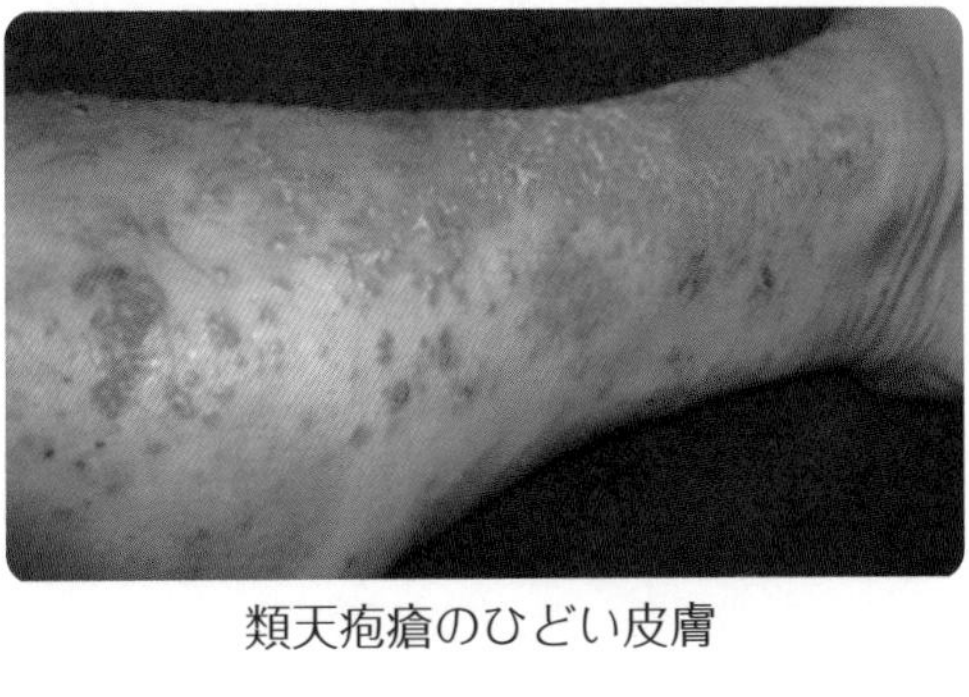

類天疱瘡のひどい皮膚

断食で難病が治る?

そこで私は、東京都八丁堀で開業している鶴見クリニック（鶴見隆史医師）を受診しました。そこでの治療法は、「アロパシー」という薬物療法ではなく、「ナチュロパシー」という自然療法です。

今までの間違った食生活を改善しましょう！

からだに溜まった毒素を出す断食療法をしましょう！

えーっ？　断食……？

私は、覚悟を決めて鶴見先生の指導による断食を開始しました。

「水だけ断食」「梅干断食」「大根やキュウリすり断食」を実践しました。

皮膚の湿疹・水疱・かゆみのさらなる悪化や便秘などの好転反応に悩まされましたが、今はまったく症状はなく、発症前のきれいな皮膚になっています。

皮膚のトラブルは、からだの中が「老廃物や毒素で詰まって汚れている」という肉体からのメッセージ（呼びかけ）だったのです。

薬物療法（クスリ）では治癒せずに、今までの間違った食生活を改善して、写真のように「自然療法」で完治したのです！

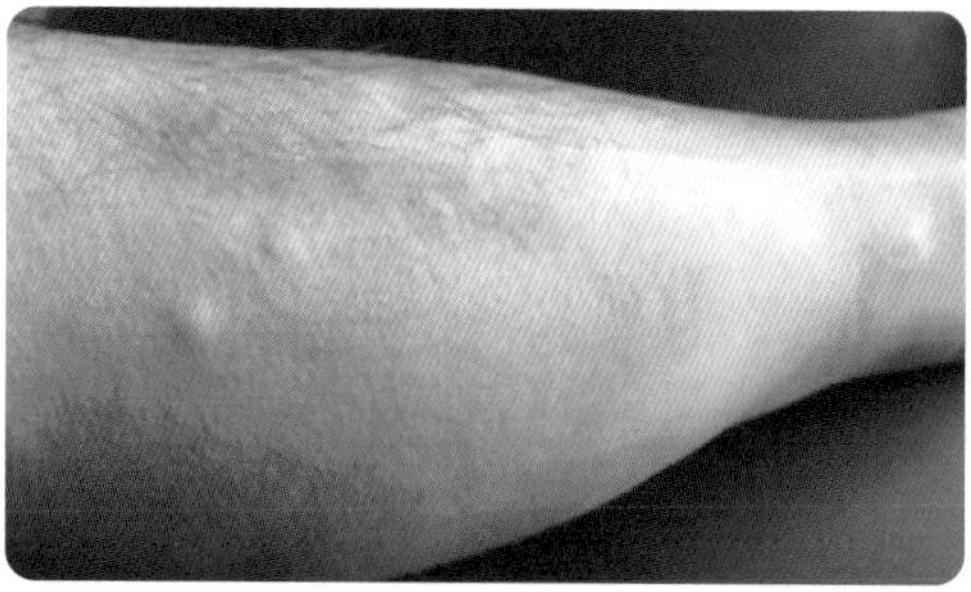

6か月後（完治）

父子で始めた食養生

私は、令和5年9月に院長を息子と交代して、名誉院長になりました。中西茂院長が見た私の難病体験を広島県歯科医師会の会報（会員の広場）に投稿しましたので紹介します。

「父とは2017年から一緒に仕事を始めました。2016年11月頃から（父は）突然手や足やからだにかゆみが出始め、皮膚科を受診したところ、難病である類天疱瘡と診断されました。

皮膚科を2軒、3軒転々とする父。どの皮膚科も抗生剤とステロイド剤の処方だけ。一向に治らない類天疱瘡で全身がかぶれ、父の耳は片耳だけ倍くらい腫れ上がるときもありました。抗生剤を飲み、外用薬を使って1か月経過しましたが、水泡と痒みは一向に改善しませんでした。

以後、まったく薬を飲まなくなった父。

薬は対症療法だ！　絶対に薬では治らない！　と強く感じたそうです。

２０１７年６月、酵素栄養学の師である鶴見隆史先生に出会い、そこから父の「食事で病気を治す！」という食養生が始まりました。

その方法は、半断食をして体質を根本から改善していくというもので、以下のコースになります。

●半断食Aコース（朝食：野菜おろし、梅干し1個、昼食：梅干し1個、夕食：野菜おろし、梅干し1個）
●半断食Bコース（Aコース＋夕食にフルーツ追加）
●半断食Cコース（Aコース＋朝食にフルーツ、夕食に漬物、味噌汁追加）

肉、ご飯、お酒をやめてA＋B＋Cコースで半断食をやっていくと、見るみるうちにげっそりしていく父。１か月後67キロあった体重は54キロになっていました。

見かねた僕らは、「もう肉やご飯を食べたほうがいいんじゃない？」と声をかけましたが、「鶴見先生を信じる」という父。

何か強い意志を感じました。

好転反応に苦しむ父でしたが、半断食を始めて３か月。体重も62キロまで戻っていました。全身ただれていた皮膚もきれいになり、痒みもひいたようです。

その後、父は鶴見酵素栄養学セミナーを3年間受講し、そこで習った食養生を患者さんに、今日も発信しています。

肉、乳製品（牛乳、チーズ、ヨーグルトなど）、小麦粉（パン、パスタ、ラーメン、うどんなど）は類天疱瘡発症以来、父はまったく食べていません。

私も父の影響を受け、これらを食べなくなりました」


いかがでしょうか？　病気をしたことのない未病のあなた、月に1度の24時間断食を始めてみませんか？　そして食養生で健康を取り戻しましょう。

ファスティング（断食）には、慢性疾患をも改善する素晴らしい回復効果があります。一度実践してみる価値はあると思います。断食が原因で病気になるということはありません。

ただし、断食中にめまい、ふらつき、手足のしびれ、動悸などの低血糖の症状が現れたら、飴玉をなめて様子をうかがい、それでも症状が改善しないようなら、断食をやめて医師の診断を受けましょう。

18

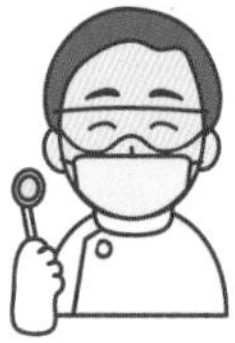

あなたは、断食（ファスティング）をしたことがありますか？

病気の根本的原因を解決すれば、病気は治ります。
私がたどり着いた答えは……病気の原因は〝体毒〟にあるということです。

「食の毒」と「心の毒」

体毒とは「食の毒」と「心の毒」です。
食の毒とは、つまるところ「からだに悪いもの」の食べ過ぎです。これらを食べ過ぎるとからだの代謝能力を超えて、消化吸収しきれなかったものが老廃物としてからだに蓄えられます。

2

これらは「毒」として、内臓から全身の細胞にわたって溜まっていきます。内臓のまわりに溜まった脂肪組織は「脂肪毒性」となります。これが「体毒」の正体です。体毒で汚れた細胞は弱ります。そこにウイルスや細菌などが、ここぞとばかり増殖するのです。この増殖を鎮圧するために、免疫細胞の軍隊が駆けつけて、火炎放射器に匹敵するヒドロキシラジカルなどの「活性酸素（元気のよ過ぎる酸素）」の炎で、鎮圧するのです。結果として、発熱や痛みや腫れが症状として現れます。


心の毒とは、ズバリ「悩み過ぎ」です。恐怖、不安、苦悩を感じると、副腎から「アドレナリン」というホルモンが分泌されます。別名「怒りのホルモン」と呼ばれます。これは、毒蛇の毒の３～４倍といわれる猛毒物質！

動物が敵に出会うと瞬時に分泌されます。

攻撃か？　逃避か？　いずれにしても筋肉の瞬発力が必要です。

そのため、脈拍、血圧、血糖値が急上昇します。これは生存のために必要なシステムです。

野生動物だと逃げたり攻撃したりしますが、人間はそうはいきません。嫌いな上司や嫌いな同僚などは、攻撃も逃避もできない。怒りのホルモンは、出っ放し……。それがストレスとなり、苦悩となり、心身をさいなむのです。からだにいいわけがありません。

「心の毒」の解毒方法

私の「心の毒」の解決策は何だと思いますか？
いつでも感謝し、いつでも笑い、いつでも喜び、心の断捨離《だんしゃり》をするのです。
わぁはっはっはっはっはぁ
笑門来福《しょうもんらいふく》
笑う門には、福《ふく》（健康）来《きた》る
笑うと、免疫ナチュラル・キラー細胞がグンと活性化して、がんと闘う免疫力を高めるのです。
剣道の教えに「打って反省」「打たれて感謝」があります。試合に負けると悔しいものですが、今一歩考えるのです。自分の弱いところを教えていただいたと感謝するのです。人生は先が長い。くよくよするより、明るく前向きに生きていきましょう。

財団法人氣の研究会発行の藤平光一作『誦句集』があります。その中の一節「潜在意識《せんざいいしき》」を紹介します。

「……現在意識は、過去の経験知識の集積である、潜在意識より出された材料によって組み立てられる。我が心の倉庫である潜在意識に、以後一切のマイナスの事柄を入れることをやめよう。常にプラスの氣を堅持し、積極的精神で我が人生を闊歩《かっぽ》しよう」

当院では、潜在意識を高めるために、毎日、次の７つの魔法の言霊《ことだま》をスタッフと朝礼で誦句《しょうく》しています。

「ありがとう」「しあわせ」「楽しい」「愛している」「嬉しい」「大好き」「ついている」

お蔭様で、この言霊を発すれば、発した言葉のような状態が私のまわりに起こってきます。**プラスの言霊を発すれば、心の毒はなくなるのです。**

「食の毒」の解毒方法

それでは、「食の毒」の解決策は何でしょうか？

答えは「断食（ファスティング）」です。

病気は、悪いものを食べ過ぎて、毒素が体内に溜まった状態です。だから、まず「食」のインプットをストップします。

すると、からだはアウトプットに専念できます。からだからどんどん「毒素」が排泄され、抜けていきます。

これがファスティングの自己浄化機能（セルフ・クリーニング）です。

セルフ・クリーニングにより、からだは大自然が与えてくれた最も理想的な状態に戻ります。病気はウソのように消え失せます。もはや病気になりようがありません。これが、断食で病気が治るメカニズムです。

このメカニズムを実践したからこそ、難病である重症のアトピーともいえる類天疱瘡が完治したのです。

解毒時の好転反応とは

さて、食を断つ「断食」をすれば、必ずと言ってよいほど好転反応がからだのアチコチに現れます。クスリの副作用のようなものです。

「解毒症状（デトックス）」と呼ぶこともあり、からだが体内に溜め込まれた有害な毒素を取り除き、活発に排泄され始めたことで生ずる不快な症状のことを言います。

このとき、からだの中ではかなりの改善のための作業を行っているので、からだのエネルギーの多くがそちらへ向けられてしまいます。

その結果、からだの筋肉を動かして何か活動するとか、ものを考えるといったほうにエネルギーを回すことができなくて、さまざまな「不快症状（皮膚湿疹・下痢・鼻水・痰・頭痛・腹痛・胃痛・吐き気）」が現れてくるのです。

特に皮膚は、からだの中の毒素を映し出す鏡のようなもの。からだの中がきれいな人は、お肌もきれいです。

皮膚は、からだの最大の排泄器官です。700万個もある皮膚表面の毛穴を使い、毒素や有害物質の排泄をしています。

これらの不快な症状は、からだに溜まっていた有害物質を排泄させるために、からだが行っている大掃除なのです。

不快な症状を止めるために、クスリ（下痢止めや鎮痛剤、抗生物質など）を飲むようなことをすると、せっかくからだが始めた大掃除を中断させてしまうことになるのです。

「自分のからだは、自分で治すんだ！」という強い信念がどうしてもいるのです。

世の中は広いものです。必要なときに、必ず助けてくれるお医者さんや自身で改善された体験者に出会います。

好転反応が出てもあきらめないでください。

「自分のからだには100人の名医がいる！」のです。

100人の名医とは「自然治癒力なんだ」と思い、クスリに頼らず、己のからだを信じて好転反応を乗りきりましょう。

19

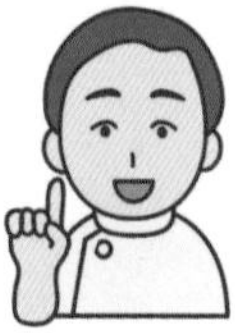

あなたの平熱は何度でしょうか？

ぜひ、自分の平熱を知りましょう。

なぜなら、体温があなたの今の免疫力・健康度を知る最善のバロメーターだからです。

私は毎朝体温をチェックしています。

36・5度以上あれば、うれしさいっぱい。今日も一日、朗らかに、安らかに、喜んで、すすんで働こうと、「前向きな気持ち」になります。

健康で免疫力が高い人の体温は36・5〜37度

健康で最も免疫力の高い平均体温は36・5〜37度。この範囲内にあなたの体温はありますか？

体温が1度下がると、免疫力が30％以上も下がり、体温が1度上がると免疫力は5～6倍になるそうです。

免疫力とは文字通り、「疫（病気）」を免れるために、からだに備わった能力。具体的にいえば、私たちのからだの血液の中を、勝手に泳ぎまわっている「白血球の力」です。

体温が下がるにつれて血流が悪くなり、免疫力（白血球の力）が低下してさまざまな病気が発生するのです。

特にがん細胞は、体温35度で最も増殖し、39・5度以上でかなり死滅するといわれています。

男性に多い前立腺がんや女性に多い乳がんも体温が低く、血液の微小循環が悪くなり、赤血球（酸素）や白血球の行き届かないところに起きる病気なのです。

私が苦しんだ類天疱瘡という難病も、「朝・昼・晩の3食」を食べ過ぎて、消化のために胃腸に血液が集中し他の臓器に送られる血液が少なくなってしまい、低体温となり、免疫力が落ちて治癒力が低下したと考えられます。

ぜひ基礎体温36・5度以上をキープしていただきたいと思います。

私が具体的に実践している体温を上げる方法をお伝えしますので、三日坊主でいいですから、自分でやってみて「これは続けられるなぁ」と思ったらやってみましょう。

❶黒糖生姜紅茶《こくとうしょうがこうちゃ》

私は毎朝、生姜をおろして黒糖といっしょに紅茶に入れて飲んでいます。

生姜は、ジンゲロン、ジンゲロール、ショウガオールなどの辛味《からみ》成分による驚くべき効能があり、からだにとてもいいです。

血流をよくしてからだを温める、体温が上がると白血球の活動が活発になり免疫力を高める、唾液をはじめ消化液の分泌を促進して消化を高める、などいいことだらけです。

漢方の陰陽論でいうと、色が青・白・緑の食べ物はからだを冷やし、赤・黒・橙の食べ物はからだを温めます。

紅茶は、見た目が赤いのでからだを温める食物です。

黒砂糖は血糖値を上昇させて空腹感をすぐに改善します。しかもビタミンやミネラルが豊富です。

現代人はタンパク質、脂質、炭水化物（糖質）の三大栄養素を摂り過ぎて、それを体内で燃焼して利用するために必要なビタミン、ミネラルが不足して、さまざまな生活習慣病を引き起こしています。現代人にとって、黒砂糖は最良の健康食品です（ただし、摂り過ぎは糖質過多になるので適量にしましょう）。

❷身土不二《しんどふじ》の実践

今、住んでいる土地にできる「四季折々の旬のもの」を食べましょう。旬のものは、その時期、その土地のエネルギーが豊富に詰まっていて、美味しくて、安くて、栄養素満載なのです。

日本は食料自給率38％と低く、食糧の大半を外国から輸入して、四季に関係なく年中食べています。

なかにはからだを冷やす食物もたくさんあります。真冬にバナナやパイナップルは、からだを冷やします。

❸冷やす食生活から、からだを温める食材にシフト

青・白・緑色はからだを冷やす食物です。

年中スーパーにあるキュウリは、冬に食べるとからだを冷やします。

黒・赤・橙色の土の中にできるゴボウ、レンコン、山芋、人参などを食べるとからだを温める効果があります。

私は、寒い時期にビールはからだを冷やすので、日本酒を熱燗にして、チョビチョビ飲んで、楽しんでからだを温めています。

❹1日、1~2食の少食

「腹八分に医者いらず」「腹六分で老いを忘れ」「腹四分で神に近づく」です。少食は免疫力をアップし、体温も上昇して健康になります。

野生の動物は一日中食事を探して歩き回り、ほんの少ししか獲物にありつけないというのが、自然界です。

彼らは歩き回って筋肉を動かすので、体温が高い。しかもいつも空腹状態なので免疫力も高くなり、病気をしないのです。

しかし、現代人はあまりにも運動をしないので、筋肉からの発熱もなく、1日3食と食べ過ぎなのです。

そのせいで血液が胃腸に集まり、他の臓器（肝臓、脳、心臓、腎臓など）への血流が悪くなり、体熱の産生が少なくなって、生活習慣病にまっしぐらなのです。「腹十二分で医者足らず」の所以《ゆえん》です。

❺丹田呼吸（ロングブレス）

深く、長く、静か〜に、息を吐いてみましょう。吐く息だけに意識を集中します。吐けば自然と酸素が入ってきます。

それを繰り返すうちに、からだの変化を感じるはずです。

指先がポカポカしてきませんか？

それはロングブレスによって末梢血管が拡がったからです。副交感神経が全開になり、末梢血流の改善により、体温が上昇して万病を治します。

「息を吐き出すこと」を重視して呼吸の質を高めれば、心身の過度なストレスをうまく逃がし、不安や心配といったマイナスの感情も緩和できます。

ロングブレスは、あなたにとって「人生を変える呼吸」となるでしょう！

❻筋肉運動

体温の40％以上は筋肉から産生されるので、体温を上昇させて免疫力を増強させるには、筋肉運動は極めて重要です。

「筋肉は老化しない」「退化するのみ」と言われます。だからこそ逆に、何歳になっても筋肉は鍛えることができるのです。

全筋肉の70％は腰から下にあるので、下半身の運動をするほうが、上半身の運動をするより体熱の産生には効果的です。

私は毎日、当院（12階の最上階）まで２５０段もある階段を、エレベーターを使わずに、楽しんで上り下りをしています。

帰宅してすぐ、10キロのダンベル２つ持って、１セット10回、ちょっと休憩して合計３セットのスクワットをしています。

起床時と就寝時には、階段を利用してレッグレイズ（つま先立ち）を50回しています。

筋肉からは、体温上昇のみならず、使うたびに「マイオカイン」というホルモンが分泌されて、「若返り」「老化防止」「免疫力アップ」「代謝促進」「血行促進」……などいいことずくめなのです。

❼ウォーキング

いつでも、どこでも、だれでも、できる運動といえば、ウォーキング。筋肉の70％以上が下半身に存在するので、筋肉運動の恩恵にあずかるためには、一番手っ取り早い運動です。

このとき大切になるのが歩き方です。

3ステップ歩行法を紹介します。

まず、スタート前に両足の間に握りこぶし一つ分あけて、11の字をして立ち、次の3拍子で颯爽《さっそう》と大股で歩きます。

i　膝を伸ばしてつま先をしっかり上げて、必ず踵《かかと》から着地します。

ii　着地してから、土踏まずを地面に転がすようにして体重移動します。

iii　親指に50％、人差し指、中指、薬指に35％、小指に15％の体重をかけて、つま先で蹴り、前へ歩行する。

下半身の筋肉が収縮・弛緩すると、その中を走っている血管も収縮・拡張して「ミルキングアクション（乳しぼり効果）」で心臓の働きを助けるのです。

ふくらはぎは第2の心臓といわれる所以です。

背筋と視線はまっすぐにして、踵《かかと》から着地し、大股で歩きましょう。肘《ひじ》を直角に曲げ、後ろに引くと自然と大股に。

インターバル速歩（ゆっくり歩きと早歩きを交互に行う）がおススメです。「早歩き」３分間、「ゆっくり歩き」３分間、合計６分間を１セットとして、１日５セット（30分）以上、これを週４日以上行うと効果的です。

「早歩き」が１週間で合計60分（10セット）になるよう、まとめて行っても問題ありません。

できたら、１日30分以上、最低歩数６０００歩を目指しましょう。

詳細はインターネットで「足管理健康協会」を検索してご覧ください。

❽入浴

からだを温めるのに一番手っ取り早い方法は入浴です。

特に寒い時期は、シャワーではなく、39～40度のお湯に、ゆったりと15分以上つかりましょう。

発汗が始まる頃には、体温が１度上昇しており、免疫力が一時的に５～６倍に向上します。ＨＳＰという熱ショックタンパク質が産生され、これはがんを予防する物質として近年注目されています。

お風呂の中では足指やふくらはぎをしっかりもみましょう。

⑨ホッカイロや湯たんぽ、腹巻き

ホッカイロ（またはホカロン）は、寒い朝などにシャツの上からお腹や背中に貼ると、1日中あったか～いです。

湯たんぽは、低温やけどしないように、厚めの袋に入れて、足元に置いて休みましょう。「頭寒足熱」で、ぐっすりと眠れるのでおススメです。

腹巻は、低体温の人は絶対したほうがいいですね。

五臓六腑は健康の要《かなめ》です。内臓を冷やすと病気の問屋になります。

50歳を過ぎたら、1年中着用する腹巻は必需品です。

体温上昇は、健康にとって欠かせない〝バロメーター〟なのです。

最も健康で、免疫力の高い平均体温である36・5～37度をめざして実践し、体温を低下させる原因を取り除きましょう。

20

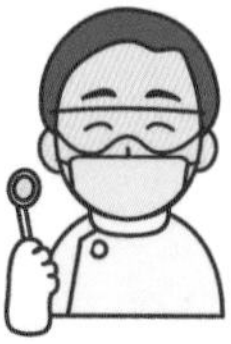

自然療法（ナチュロパシー）とは何でしょうか？

自然療法という言葉は、今の日本ではあまり聞き慣れないものになりました。健康保険証があれば、ほぼすべてのクリニックや病院にかかることができるからで、好んで自然療法を行う人は本当に少なくなりました。

クリニックや病院のほとんどは、症状が出たら抑え込む「薬物療法（クスリ）」を主とした対症療法を柱にしています。つまり〝今の症状を取ればよい〟という考え方です。

クスリは病気を治さない

私は長い間「クスリが病気を治す」と信じていました。しかし、類天疱瘡では、医師から処方されたクスリを何か月も飲んだのに、一向によくならなかったのです。

あるとき、ステロイド剤やミノマイシンの副作用をネットで調べて、おそろしくなりました。


「……ステロイドの副作用には、不眠、不安、精神障害、異常味覚、食欲増進、発汗、頭痛、筋肉痛、感染症、消化性潰瘍（胃潰瘍や十二指腸潰瘍）、高血圧、白内障、副腎不全、骨粗鬆症、無菌性骨壊死などがあります。

ステロイドの副作用のリスクは、多岐にわたりますが、副作用をおそれて自分の勝手な判断により途中で投与をやめたり量を減らしたりしてはいけません。ステロイド治療をいきなり中断すると、身体の活力がなくなって衰弱する他、食欲不振や異常行動、消化器症状といった副作用が現れ、治療中の病気が悪化する可能性もあります……」


この副作用の記述を読むと、本当に「クスリはリスク（危険）だなぁ！」と思います。

副作用を恐れて勝手にやめられない説明にも、不安と憤りさえ覚えます。

副作用が出たら、さらに副作用に対処する薬を処方するという悪循環に陥ることを心配した私は、絶対にクスリを飲まない……自身の自然治癒力で治そうと覚悟を決めたのでした。

あなたがもしもクスリを飲んでいたら、その薬の副作用について調べたほうがいいでしょう。複数の薬を飲んでいたら、その危険度は計り知れないと思います。

なぜなら、薬の効能効果や安全性を調べる「治験」では、複数の薬で行われることはなく、すべて単体の薬なのです。

ところが、実際に医師から処方されるクスリはだいたい3種類以上です。単体では安全でも、複数飲んだ場合にリスクが高まるのは当然なのです。

医師がすすめるクスリで本当によいのかどうか、自分で調べて、自分で判断することがこれからは必要なのです。

目先対処の対症医療をする薬投与では、根本原因を解決していないのが実態です。

このような医療では治りません。よくて症状を一時的に改善するだけのことです。しかし、これも後々、必ず悪化していきます。根本原因を解決していないからです。

血圧が高ければ「降圧剤」、血糖値が高ければ「血糖値降下剤」、がんがあれば「抗がん剤」、喘息があれば「ステロイド」、脂質異常症があれば「コレステロール改善剤」といった目先の現象を改善するのが、今の医療の実態なのです。

この目先のやり方のどこが悪いかというと、初めはよくても後々大変な副作用が出て、場合によっては致死的なリスクを生じさせることすらあるのです。

自然療法は病気を根本から治す

私がおススメする自然療法（ナチュロパシー）とは……自然の食物を使いながら、消化器系、特に腸を徹底的によくして、もともとのからだに備わった自然治癒力を引き出し、からだや心のバランスを整えていく根本療法のことです。

食事・運動・感情・環境などによって、健康が左右されるという考え方を持つ自然療法は、原則として「自然にあるものを生かすこと」が基本です。

もしあなたが決意して、「ヴィーガン食（完全ベジタリアン）」を長い期間実践し、ときどき「断食」をするのを交互にやる自然療法に取り組むなら、いつの間にか健康を取り戻していることでしょう。

21

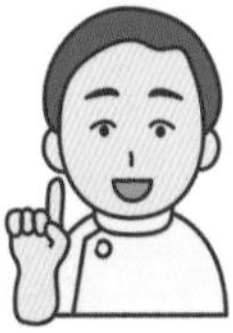

虫歯や歯周病、病気の根本原因は何でしょうか？

私は、虫歯や歯周病の真の原因は、もっと上流にあると思っています。

ビルの最上階（12階）にある当院からは眼下に太田川が見えます。昔はハゼがたくさんいて、川砂はとてもきれいでした。子どもの頃、よくこの川で遊んだものです。しかし、現在は、歩けないくらいに泥で埋まっています。

昭和の高度成長期に、上流から汚れた排水が流れ出て、このようになったのです。からだにも同じようなことが、起きているのではないでしょうか？

『食生活と身体の退化』（W・A・プライス著　片山恒夫訳）によると、１９３０年代、地球上には、虫歯や歯周病のまったくない未開の人がたくさん生活をしていました。

ところが文明に接触して、輸入された精白小麦粉、砂糖、缶詰、加工品などを食べた人は、全員がひどい虫歯になったのです。

これらは、すべて単純炭水化物《たんじゅんたんすいかぶつ》といって、急激に糖を吸収して血糖を上げる「高GI食（GI値70以上）」で加工食品、精製食品で使われている糖分の総称、カロリーはあっても栄養素はない「エンプティ・カロリー」なのです。

例えば、軟食（やわらか過ぎる食物）、加熱食、小麦粉（パン、パスタ、うどん、ラーメン、ソーメン）、砂糖菓子、和菓子、洋菓子、清涼飲料水、コーラ、缶ジュース、アイスクリーム、チョコレート、クッキーなどなど。

あなたは、毎日、似たようなものを食べたり飲んだりしていませんか？

このような精製された単純炭水化物（パウダー食品）を食べることで、いつの間にか、虫歯や歯周病、生活習慣病などを進行させているのです。

パウダー食品は、粉にした段階で酸化が始まります。なので、できるだけ素早く食べることです。

酸化とは、老化して、腐敗すること。誰も老化して、老けたくないですよね。単純炭水化物の食べ過ぎに注意しましょう！

22

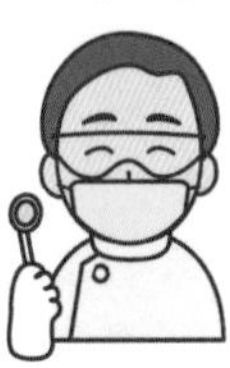

何を食べたらいいのでしょうか？

　これはとても大事なことです。このことだけで何十冊という本が書かれていますが、私の答えは……とてもシンプルです。なんということはないのです。

「あなたが食べたもの以外から何一つ作れない」ことを知っておいてください。

「食」という漢字をよく見てください！　「人」を「良」くすることが語源です。

「癌」という漢字をよく見てください！　病だれに加工「品」の「山」と書くではありませんか！　たくさんの加工品や精製品を山ほど食べて、不健康（癌）になるのです。

「腐る」という漢字をよく見てください！　「府（内臓）」の中に「肉」と書きます。「府」は、五臓六腑の「腑」に相当します。それは、中が空洞の臓器、すなわち消化器系の意味です。消化器に肉が入ると腐る。それを古人は戒めているのです。

つまり、肉など動物タンパクを多食すると、悪玉菌が腸内でそれをエサに、腐敗発酵させるのです。悪玉菌が大増殖すると、インドール、スカトール、アミン類……などの猛毒の発がん物質を生成します。これらが腸壁を刺激し、大腸がんを多発させます。さらに、腸から吸収され、全身をめぐり、さまざまながんを発生させます。

私は今、はっきりと確信しています。〝食べたもので病気になる〟ということです。だからこそ、「何を食べたらいいのか？」は大変重要なことなのです。

私は類天疱瘡という病気になって初めて、「人間のからだにふさわしい食事をすれば健康になること」を知りました。

医食同源《いしょくどうげん》

食は医に通じます。

「汝の食事を薬とし、汝の薬を食事とせよ！」は医聖ヒポクラテスの格言です。

食べ物で治せない病気は、医者も治せないのです。食こそ最高のクスリです。

では、人間のからだにふさわしい食事とは、どのようなものでしょうか？

ヒントは「単純」の反対です。ゆっくりと吸収して、エネルギー源になる未加工・未精製食品である「複合炭水化物《ふくごうたんすいかぶつ》」を食べればいいのです。

つまりそれは、プラントベース（植物性食品中心）のホールフード（全体食）です。

歯ごたえのある食物繊維が、豊富な旬の野菜（葉野菜、根野菜）、キノコ類、海藻類、木の実や種子類、イモ類、色とりどりの豆類、雑穀、旬の果物などを「50回噛み」でゆっくり時間をかけ、唾液をしっかり出して食べるのです。

これらは、微量栄養素の宝庫です。

「食物繊維・ビタミン・ミネラル・ファイトケミカル（植物性の抗酸化物質）・酵素」をいっぱい含んでいる「元の色と形がわかる未加工・未精製食品」です。

太陽エネルギーをいっぱい浴びた緑黄色野菜や果物など「新鮮で旬のもの」をよく噛んで、丸ごと食べるのです。これらはたくさん食べなくても、少量のカロリー摂取で激しい肉体労働をこなし、しかも健康で長生きできる食材なのです。

その理由は、エネルギー転換効率（消化・吸収の効率）のよい食べ物だからです。

キュウリは肥満解消に最適な野菜

四季折々の旬の採れたての野菜は、みずみずしくシャリシャリと歯ごたえがあり、薄味で本当に美味しいものです。

ドレッシングもいりません。素材そのものの味を楽しみましょう！

『すりおろしキュウリダイエット』（藤下みなこ著・鶴見隆史監修　扶桑社）では次のようにキュウリの素晴らしさを紹介しています。

「……結婚直後に夫が言った。『生野菜サラダなんて水と食物繊維だけで何の栄養もない！』という一言から、ずっと肉料理や煮物ばかりという間違った食生活をしてきました。気がつけば夫婦で合計45kgも体重が増加。スポーツマンだった夫は、体重96kgとお腹がポッコリ出たおデブさんに、細身だった私もすっかりぽっちゃり体形です。

しかし、あることがきっかけで、夫はたった3か月で10kg、6か月で22kgのダイエットに成功しました。96kgあった夫の体重は、今では74kg！　私も９kgのダイエットができました。

そのカギは、鶴見隆史先生が提唱する〝酵素を含む食事〟にありました。

夫も私もともに48歳と、代謝が落ちてやせにくい年齢です。ダイエットのために、特に運動をしたわけでもなく、無理な食事制限もしていません。私たち夫婦が行ったのは、ふだんの食事に、酵素を含んでいる生野菜サラダやくだもの、すりおろしキュウリをプラスしただけです。

特にすりおろしキュウリをさまざまな料理にトッピングしたり、ジュースやスープにして、たくさんとるようにしました。それだけで、適正体重になったのです。

酵素の効果は体重だけではありません。まずは、お通じがよくなり、肌がつるつるに。体も軽くなりやる気も出てきました。さらに驚いたことに、夫の加齢臭が消えたのです。気になっていた枕が、臭わなくなりました。

私たちは、すりおろしキュウリで若さと健康を取り戻すことができたのです」

キュウリには、素晴らしい効果があるのですね。

キュウリの95％は水です。

キュウリの水分はカルキを含んだ水道水と違い、ビタミンやミネラル、ファイトケミカルを含んだ天然水です。

また、残り5％にホスホリパーゼ（脂肪分解酵素）やプロテアーゼ（タンパク質分解酵素）、食物繊維も豊富にあって、肥満解消にはもってこいの食材なのです。

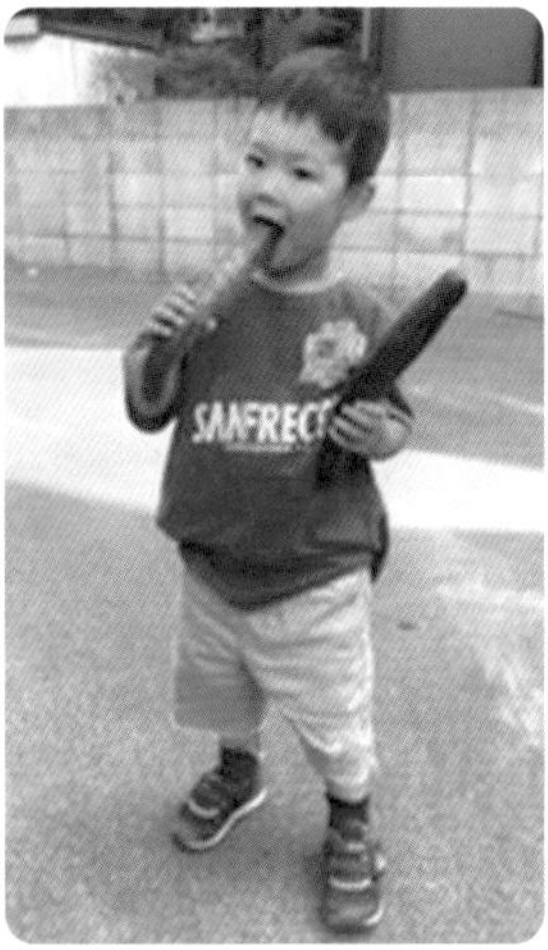

3歳の孫がファイトケミカルいっぱいの旬の野菜・キュウリを丸かじり

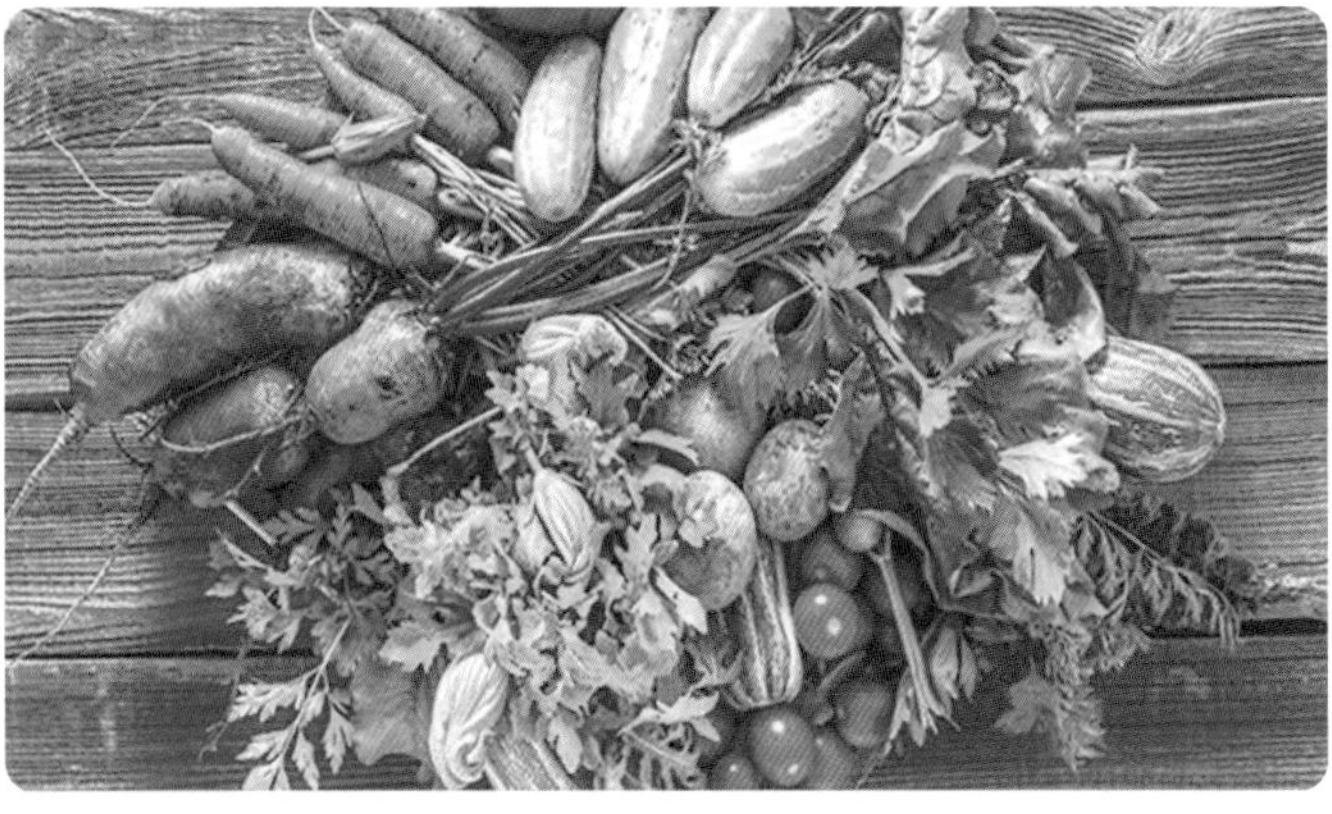
ファイトケミカルいっぱいの旬の野菜

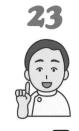

23

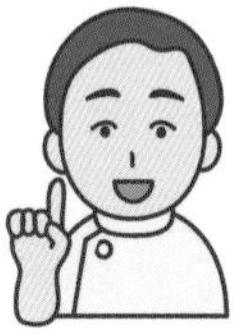

具体的にはどのような食事がいいのでしょうか？

それは「和食です」とはっきり言えます。

毎日、生活が忙し過ぎて、食べ物を作って食べることができていないのではないでしょうか？　ついつい、コンビニにある弁当や総菜を買って食べてしまう。

私がそうでした。

簡単で、便利で、安くて、きれいで、美味しいコンビニ食！

何の疑問も抱かずに買って食べていました。

私は、医師から処方されたクスリを飲まなくなり、類天疱瘡の根本原因を片っ端から取り除いていきました。その一つが添加物の除去でした。

『何を食べたらいいの？』（安部司著　新潮文庫）によると、５つの「簡単で便利で安くてきれいで美味しい！」には〝理由《わけ》〟がありました。

コンビニ食には２０００～３０００種類の添加物が使われていて、微生物も食べないから腐敗しないのです。

驚きですよね。病気になるわけです。

私は外食はできるだけ控えて、添加物のない「内食（家庭料理）をしよう」と決意しました。

そして出会ったのが、「味覚の学校（ひろしま和《わ》の詩《うた》）」でした。

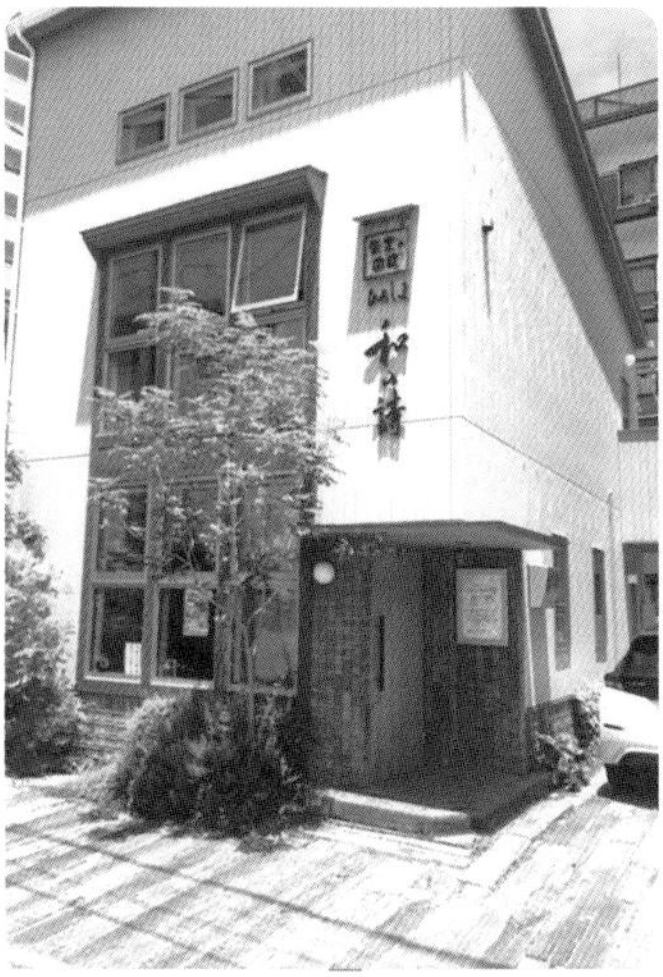

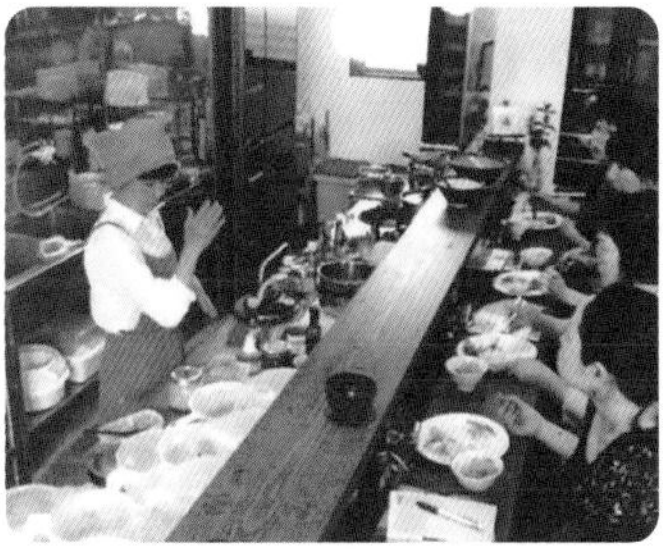

毎月1回、和食の素晴らしさを勉強するのです。

調理実習をする料理教室ではなく、お料理を食べて、味覚を確認しながら学ぶ料理教室です。

本来の味覚を取り戻すために、本物を見極める力と素材を活かす和食の文化を残すための「味覚の学校」です。

ご存じのように「和食」は、２０１３年にユネスコ無形文化遺産遺産になりました。

世界遺産になったということは、もうすでに和食が日本人の食生活の中心ではなく、伝説になりつつあるということです。これは大変困ったことです。

私は、子どもたちや患者さんに日本の和食の素晴らしさを伝えたいと思い、3年間36回も通い「食育トレーナー」になりました。

〝男性第1号〟です（笑）。

今は日々、一番食事回数の多い家庭料理を主食（雑穀玄米）＋副食（一汁一菜）のシンプルなものに近づけ、旬の食材を食べて自分の味覚を鍛え、食事を楽しんでいます。

詳しくは、味覚の学校一号店のＱＲコードをご覧ください。

24

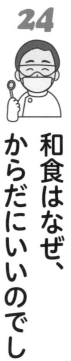

和食はなぜ、からだにいいのでしょうか？

和食はエネルギーや栄養素のバランスが世界に類のない優れものです。

「マクガバン報告」をご存知ですか？

1977年、アメリカ合衆国上院特別栄養委員会報告書というものが公表されました。委員長ジョージ・マクガバンの名前を取って、通称「マクガバン・レポート」といわれています。

これは5000ページを超える「栄養と健康」に関する報告ですが、当時アメリカのフォード大統領が「アメリカの国家予算の莫大なお金を医療に投じているにも関わらず、なぜ病人が増えていくのか？」という疑問を抱き、マクガバンに徹底的に調査させたという経緯があります。

その内容は、アメリカ国民に衝撃を与えたといわれています。

その内容の骨子は次の2点でした。

●がんや心臓病などの増加は、食生活の誤りによる

●病気の多くは食源病である

つまり、「食事が病気の原因になっている」ということを発表したのです。肥満で病気になる人が増えたアメリカでは、医療制度が脆弱《ぜいじゃく》なこともあり、国民の大きな関心事でした。

マクガバン報告では、具体的には、肉の食べ過ぎ、卵、乳製品、砂糖、菓子の摂り過ぎ。加工食品が多いことなどが指摘されました。また、ビタミンやミネラルの不足、フルーツ、野菜、食物繊維が足らないことなども指摘されました。

誤った食事とは、何でしょうか？　それは「5高食」のことです。「高カロリー」「高タンパク」「高脂肪」「高精白」「高砂糖」……いかにも美味しそうな感じがしますね。

マクガバン報告はこの逆の「5低食」をすすめています。

そして、「人類は最も理想的食事に到達している。それは、欧米食でなく日本の伝統食・和食である」と絶賛しているのです。

理想の食事が和食であるということに、じつは日本人が気づいていません。教えられてもいないし、勉強しようとも思っていないことをとても残念に思います。チルチルミチルの物語ではないですが、宝物は、私たちの身の回りにある日本の和食にあったのです。

和食のよさは、何といっても主食と副食のバランスです。**主食の雑穀玄米と副食の一汁一菜で八割の栄養が摂れる**のです。

子どもやお年寄りは少食で済むかもしれませんが、成長期のお子さんや力仕事の労働者のライフステージに合わせて、主食と汁のお代わりで十分エネルギーを調整できます。

私は、成長期の高校生の頃、弁当1つでは足らないので2つ弁当を持参して食べておりました。

今は亡き母親に感謝しております。

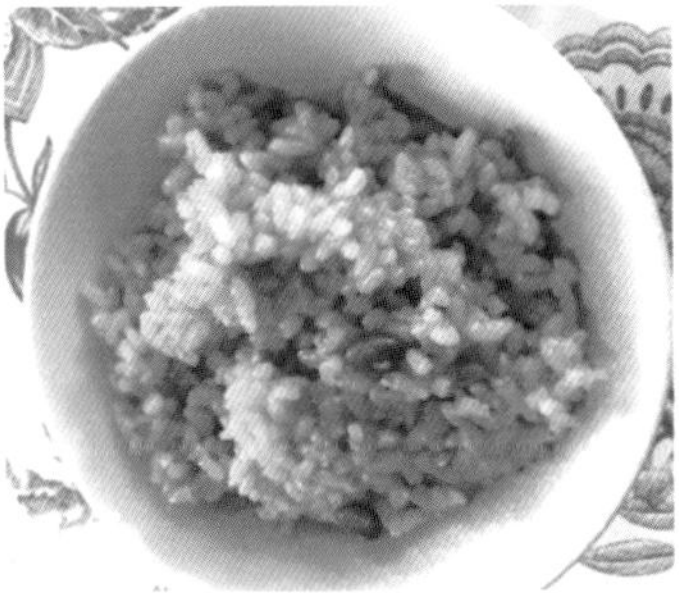

主食の雑穀玄米

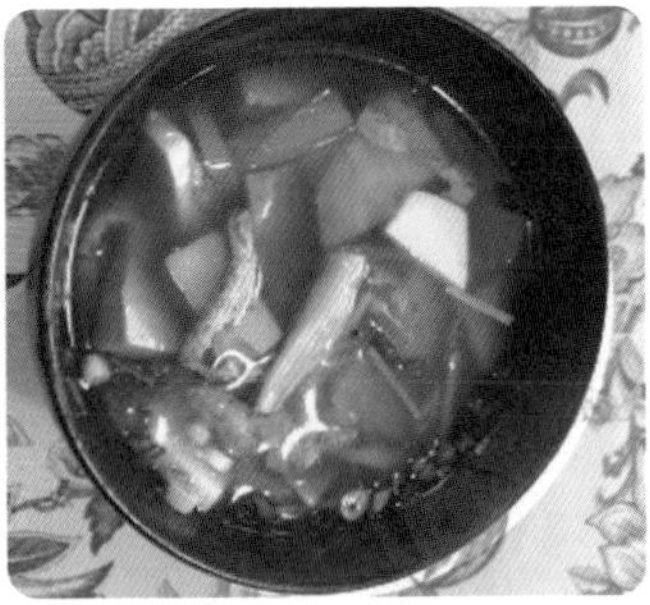

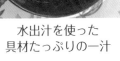

水出汁を使った
具材たっぷりの一汁

25

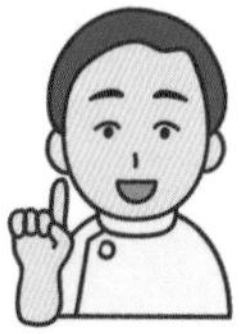

日本の国菌は何か知っていますか？

日本を代表する国花や国鳥は、皆さんご存じと思います。

日本の国花は「桜」と「菊」。国鳥は「キジ」です。

そして日本には「国菌《こっきん》」というのが存在するのです。ご存じでしたか？　恥ずかしながら私は、前述の「味覚の学校」で教わったのです。

日本の国菌は、なんと日本にしか生息しない「糀菌《こうじきん》」なのです。日本人の食卓に欠かせない発酵食品を作る際に用いられており、２００６年に日本醸造学会によって認定されました。

この糀菌は、蒸したお米や麦に生えるカビの一種です。カビといっても毒もなく食べられる、からだによいカビなので安心してください。

糀菌が持っている2つの酵素が和食のベースになり、旨くて甘い独特の味を作り出しているのです。

まず、旨味を作るのは、タンパク質を分解するプロテアーゼという酵素。甘味を作るのは、デンプン質を分解するアミラーゼという酵素です。

そして、この旨味と甘味を引き出す糀菌を使用し作られる代表的なものが、私の好物の日本酒なのです。

そのほかに味噌、酢、みりん、しょうゆなどの調味料もすべて糀菌を利用して作られているのです。

糀は、自分の出す酵素で宿主を食べて、食べ物を分解したり、私たちに有用なもの作り出す不思議な働き「発酵《はっこう》」をするのです。

特に、**塩糀としょうゆ糀**は、調味料として食材そのものの味を引き立たせるので、私はよく作っています。

●塩糀の作り方

糀100g＋塩30g＋水100ccを小瓶に入れてよく混ぜて、数日置くとでき上がります。

●しょうゆ糀の作り方

糀100g＋しょうゆ100gを小瓶に入れてよく混ぜて、数日置くと「マイ糀」のでき上がりです。

具だくさんのみそ汁や雑穀発芽玄米を食べるときに、これらを一緒に食べると一味違った味覚を楽しめます。

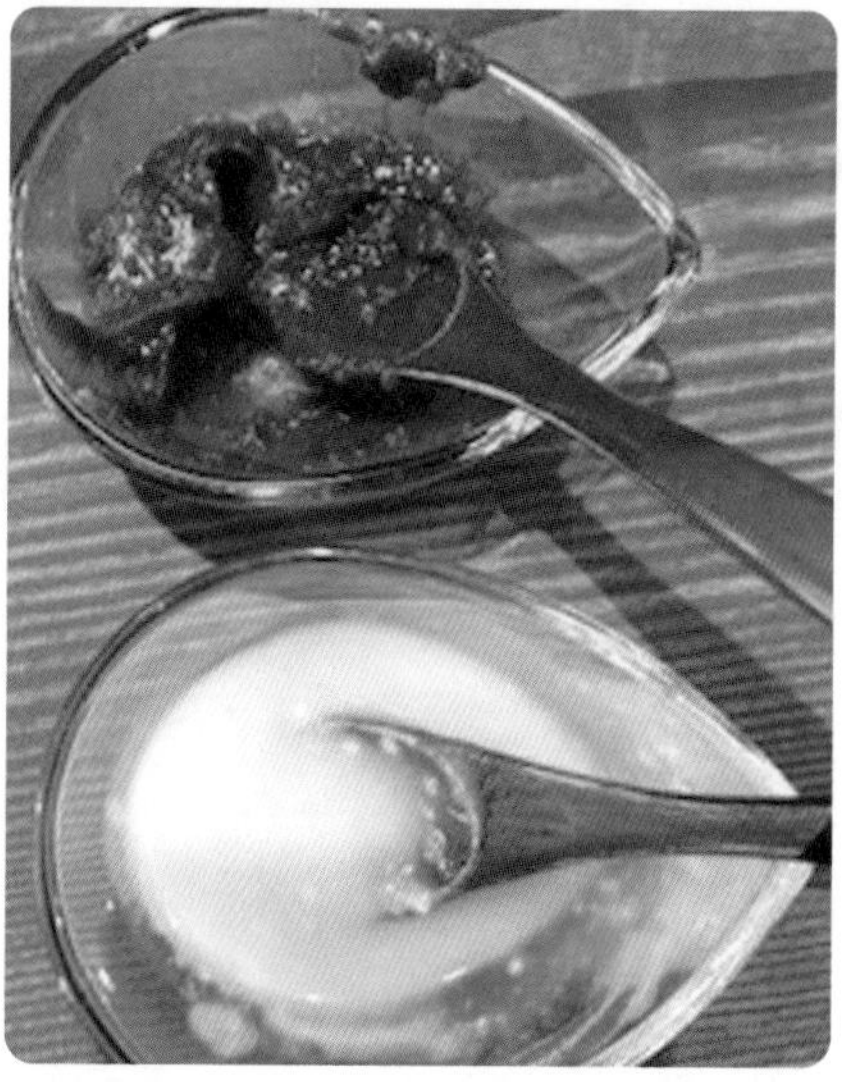

自作のしょうゆ糀（上）と塩糀（下）

26

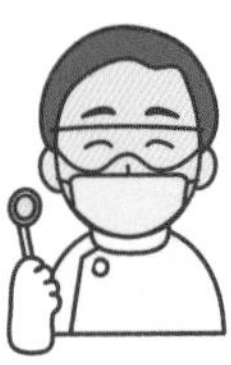

あなたは内食《うちしょく》（家庭食）でどんな調味料を使っていますか？

「化学調味料です」と言う方は要注意です。

化学調味料は人工的に作られています。その代表が「グルタミン酸ナトリウム」。ご年配の方がよくご存じの「味の素」です。

昔は、しょうゆにたっぷりと味の素をかけて食べたものです。

コンビニの弁当やお惣菜の中には、別名「アミノ酸等」で入っています。でも、この表記は問題です。消費者は、アミノ酸の一種と勘違いします。

その正体は、自然界には存在しないグルタミン酸とナトリウムの化合物で、いつの間にか「うま味調味料」に変身しているのです。

これって、本当にからだにいいのでしょうか？

化学調味料より天然調味料

私は、自分のからだがリトマス試験紙だと思っています。少しでも自然界にない食べ物を摂取すると、からだに異常が出てくるのです。

できるだけからだにナチュラルな食べ物を摂取することで、毒出しをしたいものです。「化学調味料より天然調味料」。天然調味料の「出汁《だし》」は、まさに自然からの贈り物です。器にお水を入れて、昆布・イリコ・切り干し大根などを浸しておくだけで、安心で、安全で、美味しい料理の幅が広がる水出汁《みずだし》ができるのです。出汁をとった後は、イリコからカルシウムを補給し、昆布から有害物質を排泄するスーパー繊維食となり、便秘も解消する優れものです。作って、味わって、食事を楽しみましょう。

野菜のクズで美味しい出汁をとる

「ベジブロス」をご存じですか？　ベジブロスとは、調理の際に出てくる野菜の切れ端や芯、根などの捨てられることの多い「野菜のクズ」を使ってとる出汁のことです。野菜（vege と table）と出汁（broth）を掛け合わせて「ベジブロス」と呼ばれています。

ふだん、生ごみとして捨てている玉ねぎや人参、大根の皮やヘタ、キャベツの芯などを水からコトコト煮るのです。

出来上がった出汁には、野菜の旨味や甘味だけでなく、栄養成分もたっぷり溶け出しています。

捨てていた野菜のくずが、栄養素たっぷりの「黄金のスープ」に大変身！

野菜には、ファイトケミカルと呼ばれる健康によい成分があります。その多くは、皮や種などに含まれているのです。

自然界は「宝の山！」、捨てるものがないのです！

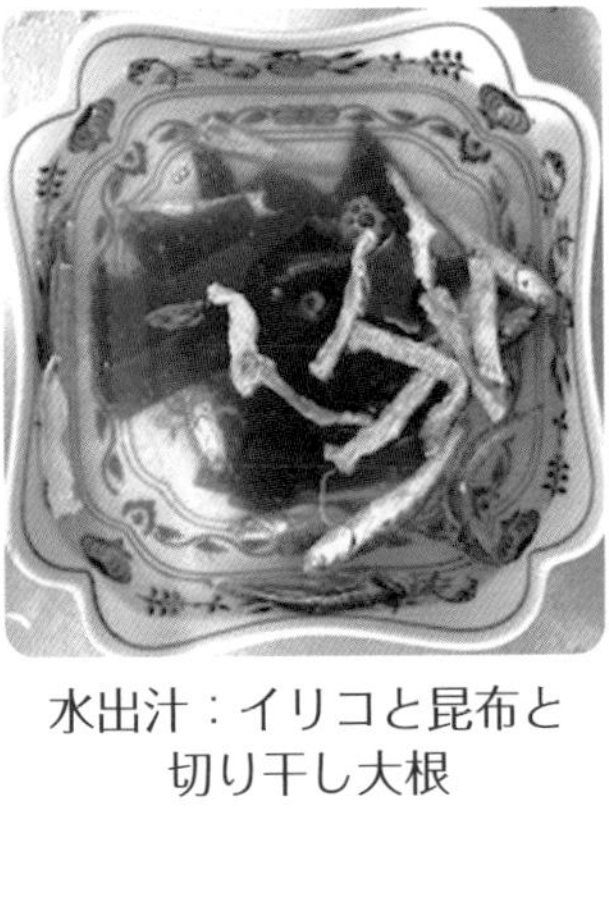
水出汁：イリコと昆布と切り干し大根

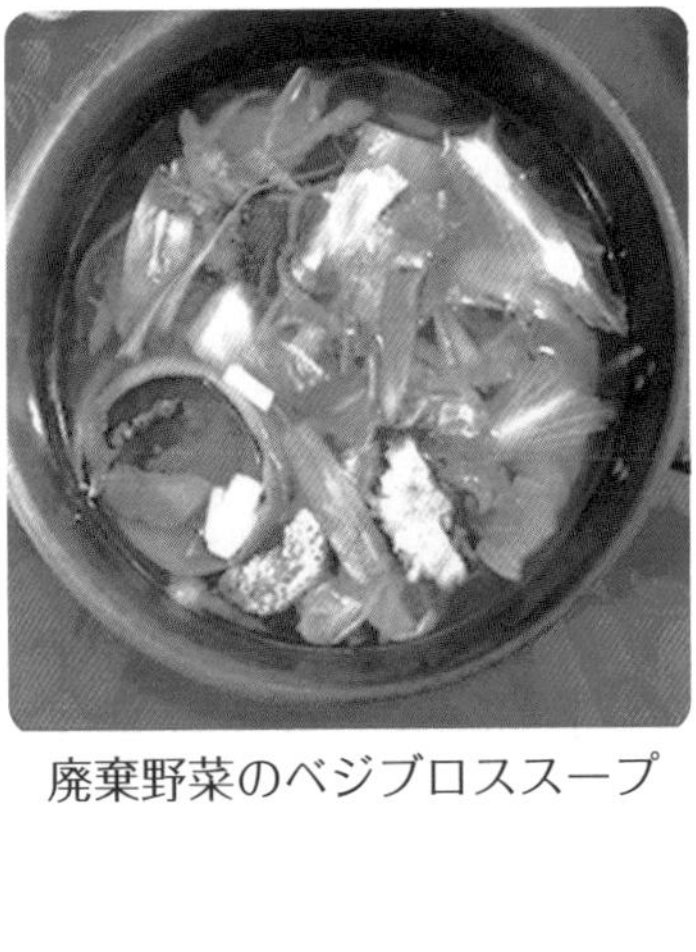
廃棄野菜のベジブロススープ

27

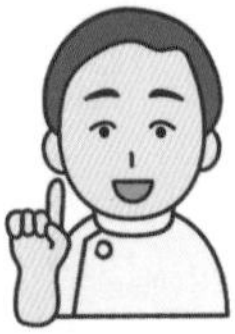

あなたの食べ物を選ぶ基準は何ですか？

「食」という字は、「人」に「良」いと書き、食べ物が良ければ健康になり、悪ければ病気になるとお伝えしました。

また、単純炭水化物ではなく、複合炭水化物を食べることもおススメしました。したがって私は、次のようなものをできるだけ食べないようにしています。

「ハハ　キトク　オカアサンラ　ヤスメ」

これは、次の食事の頭文字です。

●ハンバーグ
●ハムエッグ

●ギョーザ
●トースト
●クリームシチュー
●オムレツ
●カレーライス
●アイスクリーム
●サンドウイッチ
●ラーメン
●ヤキソバ
●スパゲティ
●メダマヤキ

こういった食品「小麦（グルテン）・牛乳、乳製品（カゼイン）・砂糖類・肉類（牛肉、豚肉、鶏肉）・油脂類（油で揚げた食品）」の特徴は、どれもだいたいタンパク質や単純炭水化物が多くて、脂っこいものばかりです。

そして、旨くて美味し過ぎて、ついつい食べ過ぎてしまいます。

しかし、この旨いものは「血が汚れる原因」となるのです。これは、赤血球の顕微鏡画像を見ればはっきりします。ほとんど「ルロー（赤血球連銭形成）」という状態になっています。血液のルロー化は、血行を悪くして東洋医学で言うところの「万病一元　血液の汚れから生ず」になるのです。

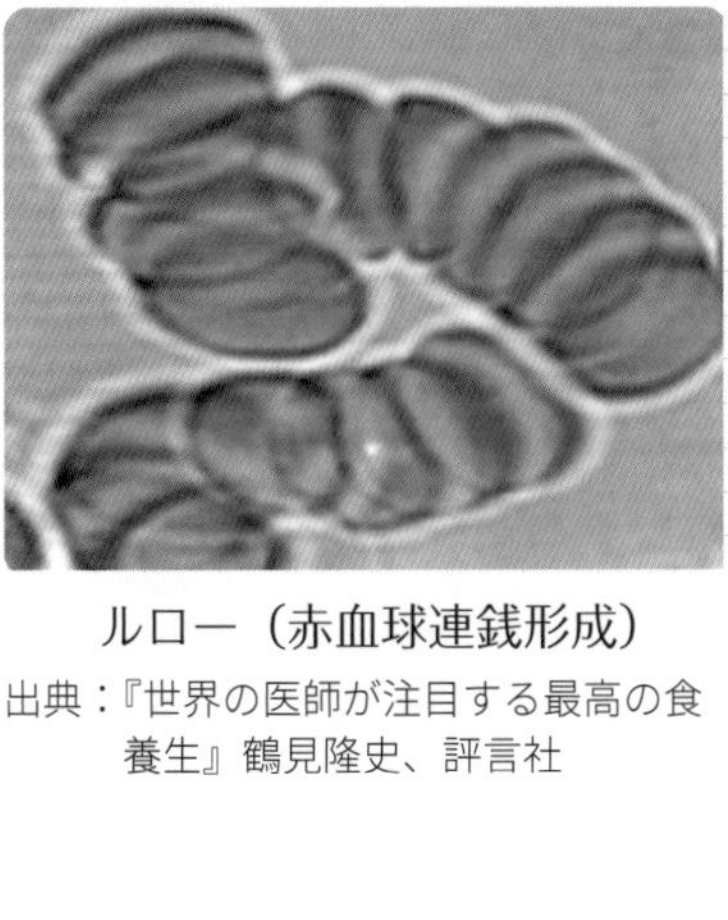

ルロー（赤血球連銭形成）

出典：『世界の医師が注目する最高の食養生』鶴見隆史、評言社

私は冷蔵庫に「まごわやさしいこ」のステッカーを貼っています。

これは大変重宝しています。

この呪文を唱えることで、毎日の食事に迷うことがないのです。

私のお弁当は10分ぐらいで作れます。酢の物や漬物や豆類や雑穀玄米（冷凍）を作り置きしているから早いのです。

例えばこんなお昼の弁当です。

まごわやさしいこ

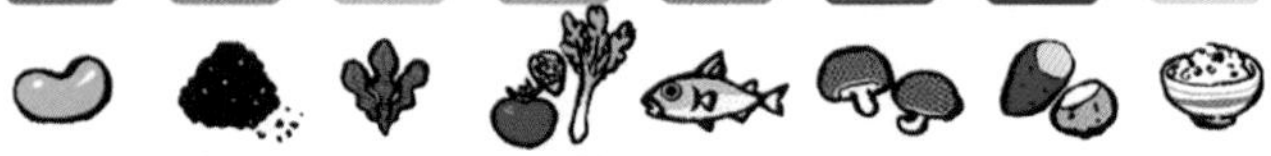

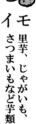

こ	米	玄米 五穀米など
い	イモ	里芋、じゃがいも、さつまいもなど芋類
し	椎茸	椎茸、しめじなどキノコ類
さ	魚	魚（特に青い小魚）
や	野菜	野菜、根菜
わ	ワカメ	ワカメ、コンブ、海苔など海藻類
ご	ゴマ	ゴマ、ナッツ、クルミ、アーモンド
ま	豆	大豆、あずき 豆類

「海苔1枚、雑穀発芽玄米、煮小豆（にあずき）少々、豆類少々（黒豆、ひよこ豆、トラ豆、白花豆）、昆布、イリコ数匹、キノコ類、らっきょ、しょうが、漬物、擦りゴマ、納豆1パック」

「手作りドレッシングと旬の野菜」

●手作りドレッシングの作り方

すりおろしニンジン、すりおろし玉ねぎ、てまいら酢・甘酒・塩糀少々を瓶に入れて保存し、野菜にかけて食べます。

酵素があって甘くて、市販のドレッシングよりも美味しいです。

28

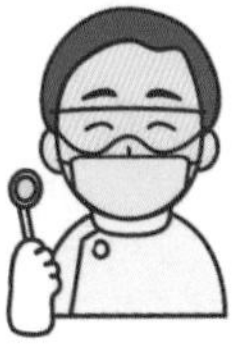

発芽玄米の炊き方を知っていますか？

びっくりするかもしれませんが、玄米は毒を持っています。玄米は発芽玄米にして食べないと、とんでもないことになることを知っておいてください。

玄米＝健康食というように単純なものではないのです。健康になるために食べていた玄米食が、炊き方を知らないせいで病気になることもあるのです。

『正しい玄米食、危ない玄米食』（鶴見隆史著　かざひの文庫）で、鶴見先生は次のようにポイントを解説しています。

❶玄米の糠（ぬか）には猛毒の「アブシシン酸（ＡＢＡ）」が含まれる
❷ビタミンなどを吸着・排出する「フィチン酸」が含まれる

❸高温の圧力鍋で炊くと最悪の糖化物質「アクリルアミド」が出る
❹❶と❷の害を解除するために水に長時間浸すと「発芽毒」が出る

いうなれば、どれも時間や手間を惜しんだりすることによって、生じる害なのです。

だから、ちょっとだけ手間ひまをかければ簡単に解除できます。

●❶と❷の害は、17時間以上、水に浸すだけ
●❸の害は、高温になる圧力鍋を使わない
●❹の害は、2度ほど水を取り替えるだけ

たったこれだけです。


玄米は、圧力鍋でなく、土鍋でコトコト炊くか、117℃以下の圧力鍋で炊けば、アクリルアミドは発生しません。

私は、この「鶴見式発芽玄米の炊き方」を実践しています。

少々手間ひまがかかりますが、ポリラップで包んで作り置きしておけば、いつでも食

べられるので重宝しています。

ただ、玄米は食物繊維が不足しているので、これをたっぷりと入れることで問題は解決です。

玄米には３％（発芽玄米４％）しか食物繊維がないので、次のように食物繊維たっぷりに食材を入れて一緒に炊くとよいでしょう。

「五穀米（小サジ３）、昆布１枚（細かく切ったもの）、干しシイタケ１個（細かく切ったもの）、粉寒天２g、棒寒天２g、干しヒジキ少々、干しキクラゲ少々、ゴボウのさかがき少々、梅干し１個、塩糀大さじ１、備長炭」

※備長炭は食べません。炊き上がったら取り除きます。

私はよく玄米に豆類（小豆、黒豆、ひよこ豆、うずら豆、大豆、金時豆など少々）や縁屋《えんや》の三十三雑穀米を入れて炊きます。

※縁屋は日本で初めて雑穀米を売り出した会社。

重ねて何度も言いますが、17時間以上発芽させて発芽毒という酵素阻害剤を解除して炊きましょう。

玄米でなくて白米、胚芽米、８分づき米などを炊く場合は、前記の食材を一緒に炊くと複合炭水化物になり、からだによい主食となります。食物繊維が豊富なので〝大便出し〟にもってこいの食物と言えます。

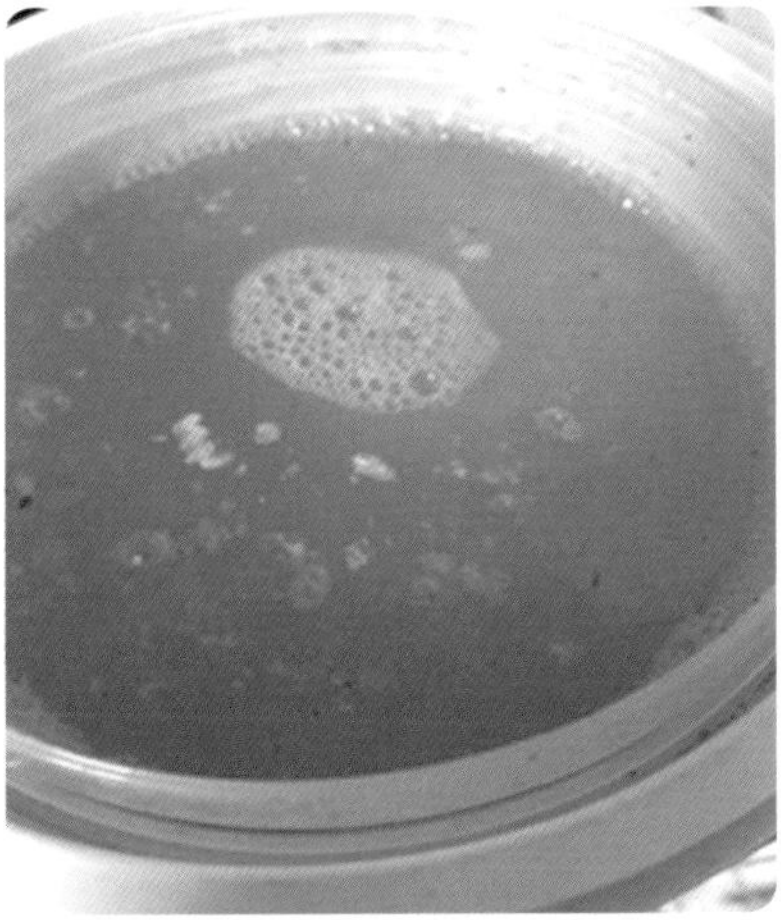

発芽毒で濁ったお水

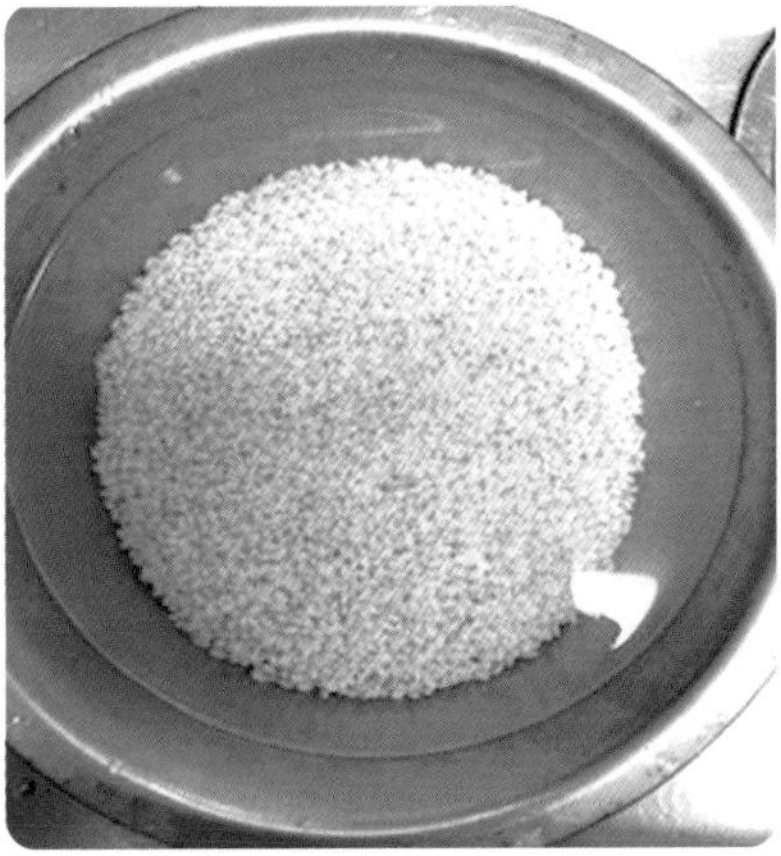

２回ほど水を切り新しい水に

29

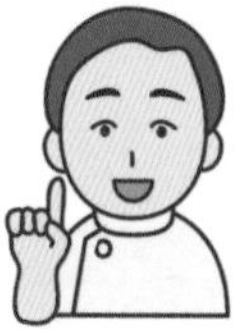

あなたは今朝、排便がありましたか？

大便で健康状態がわかる！

なぜこんなことを質問するかわかりますか？

それは、大便（うんち）の良し悪しであなたの今の腸内環境がわかるからです。大便は、「大きな便り」と書きます。色と形と太さと臭いであなたの健康状態がすべてわかるのです。「私は2日に1回便が出ているから、健康ですよ」なんてことはありません。

「腸が元気である」ということは、「いい便がたっぷりと出る」とイコールです。

便秘や下痢の人は、免疫力が下がっていると思ったほうがいいでしょう。

「便秘は万病の元」「病気の問屋」といっても過言ではありません。

生命活動は、外から内に「入れ」、内から外に「出す」ことで成り立っています。つまり、生命とは〝流れ〟なのです。この〝流れ〟がとどこおると、病気になります。「流れる水は腐らない！」、循環することが大切なのです。止まる水は腐ります！　便秘は腸内の流れがとどこおって、毒素が排泄されずに体内に留まった状態です。

便秘の原因は食物繊維の不足

その原因はわかりますよね。そうです！　便秘の原因は〝食物繊維の不足〟なのです。日本人の食物繊維摂取量は、私が生まれた1950年頃には、1人当たり1日20gを超えていましたが、現在は少なく14g前後です。

わが国では、食物繊維の1日当たりの目標摂取量を20～25gと示しています。しかし、それでは少なく、私は30～40gが理想と思っています。

なぜなら、1970年代の話ですが、先に紹介した「マクガバン報告」の中で、イギリスのトロウェル博士は、食物繊維に言及した報告をしているからです。

それによると、アフリカのウガンダの人は大腸がんが少なく、スコットランド人は大腸がんが極めて多いとし、その理由は食物繊維の摂取量に関係していると言います。ウガンダの人が1日36～45ｇの食物繊維を摂る一方で、スコットランド人は1日９ｇしか摂っていなかったのです。

また、食物繊維の多い食物を摂っている人ほど、大便の量が多く、食物の腸内通過時間が短いこともわかってきました。

つまり、アフリカ人は食物繊維を多く食べるので、1日の大便量がとても多く、そのおかげで病気が少ないことがわかったのです。

私は毎日、40ｇ近くの食物繊維を摂っています。おかげで、素晴らしい大便が毎日排出されます。

何年か前、食物繊維の重要性を軽んじていた私は、便秘で随分と悩まされました。出そうで出ない数日間の便秘（糞詰《ふんづ》まり）は、大変不快で地獄を味わいました。

食物繊維をたくさんいただくようになって、腸内で「箒《ほうき》の働きをする蠕動《ぜんどう》運動」が活発になり、毎朝決まって大便があって爽快感いっぱいです。

「鶴見式発芽玄米」を主食にして、旬の野菜や果物を毎日いただくと素晴らしい便がお出ましになります（笑）。

何度も言います。「便は健康のバロメーター」なのです。

よい便とは？

さて、どんな便がいいのでしょうか？

山吹色（黄褐色）で、なぎなたのように太くて、長くて、水に浮いて、紙でふかなくてもいいくらい、キレがいい。

あまり臭わなくて、かすかにかぐわしく、ふいても紙につかない便が毎日出ていることです。まさに「山吹のなぎなた一本紙要らず、量も多くて香りまた良し！」です。

赤ちゃんの便は不快な臭いがしません。それは腸内環境が理想的だからです。

年齢とともに腸内環境はだんだん悪くなり、悪玉菌が増えると、便は悪臭を放つようになります。

便は、色や形や回数のほか「臭《にお》い」も観察しましょう。

あなたの便はどんな具合ですか？

30

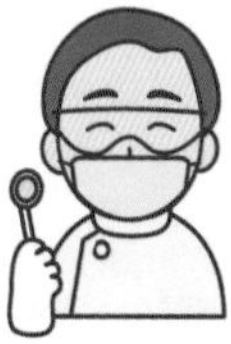

食物繊維がたっぷりある食品は何でしょうか？

かつて食物繊維は、消化されず、エネルギーとしても利用されないことから、「価値のないもの」と考えられていました。

これが今では１８０度違う評価になっています。

腸内細菌のエサになって善玉菌を増やし、大便の素になります。

そして、腸内の善玉菌が発酵して発熱するので、体温が上昇し、免疫力アップに大きな影響を及ぼすのです。

私は、広島県三原市にある椿き家の豆腐工場の浄化槽を見学したことがあります。

工場の排水は5つの槽で、ほたるが生育するくらいの水にして川に流しています。汚泥は発酵して土になっており、健康な人の腸内環境とまったく同じ働きをしています。

食物繊維たっぷりの発酵食品はからだを温める

発酵過程では、配水管がとても暖かいのです。

からだも、まったく同じ働きをしています。

食物繊維豊富な発酵食品を食べたら、からだは発熱して暖かくなるのです。

がんは、からだの冷えるところにできます。

腐敗と発酵、どちらがいいでしょうか？　もちろん発酵ですね！

私は、自分自身の難病「類天疱瘡」を完治した経験から、食物繊維が「病気の根本治療のカギだ」と確信しています。

それでは、どんな食品に食物繊維がたっぷりあるのでしょうか？

正解は「海藻」「キノコ類」「こんにゃく」「ゴボウ」「豆類」「イモ類」などです。なかでも海藻類の寒天は「食物繊維の王様」です。「寒天なんて……」と、思う人がいるかもしれませんが、とんでもないことです。

寒天くらい魅力ある食材はありません。寒天は健康のエースとなりうる食材なのです。「棒寒天」「粉寒天」「細きり寒天」はからだによいどころでなく、これらをしっかり食べると健康になるのです。

この寒天を毎日８g、何らかの方法でとると、信じられないほど健康になります。

粉寒天を１日に４g摂る

例えば、細きり寒天を１日４g、粉寒天を１日４g摂ると、大量の便が排出されます。この排便の多さにすごく意味があるのです。

寒天には、食物繊維が80％も含まれています。すごい含有量です！

玄米が３％、ヒエやアワガ２％くらいです。いかに寒天の含有量がすごいかわかります。しかも、カロリーは？　ゼロなのです。

食べ過ぎの人にとっては、お腹が膨らんで満腹感があり、ダイエットにもってこいの食材です。

ちなみに、２番目に食物繊維の含有量が多いのはキノコ類のキクラゲで72％です。

白米は、食物繊維のない単純炭水化物です。

炭水化物はどんなものでも、最終的にはブドウ糖になります。

ブドウ糖は、がん細胞が好むエサです。

しかし、ゆっくりと吸収してブドウ糖になった場合は〝がんのエサ〟にはなりません。

重要なのは、インスリンスパイクを起こして血糖が上がるかどうかなのです。血糖値は急に上がらなければいいのです。急速に上がるから、がんのエサになったり、糖尿病などいろいろと問題が出てくるのです。

ゆっくりと吸収してエネルギー源になる炭水化物は「複合炭水化物」といいます。同じ炭水化物でも単純炭水化物と複合炭水化物との違いは、天と地の差ほどあります。

白米ご飯は単純炭水化物に近いものですが、これに海藻類（寒天・コンブ・ワカメ）やキノコ類（キクラゲ・干しシイタケ）、ゴボウのささがき、豆類などをたくさん混ぜれば、立派な複合炭水化物になります。

「百聞は一見に如かず」です。ぜひ試してみてください。

第3章

健康長寿の秘訣は、よく噛んで咀嚼して、唾液を出すこと

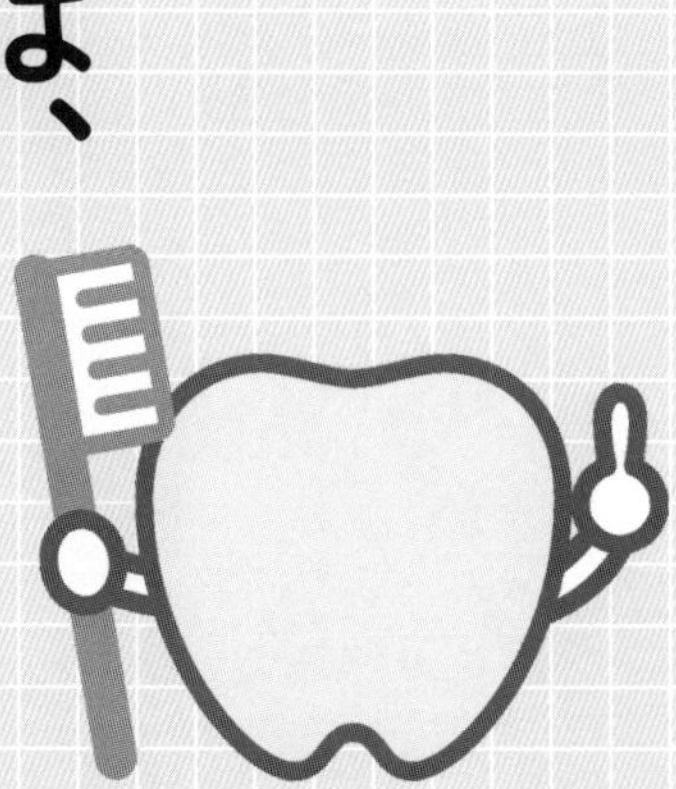

口の働きには多種多様なものがあります。

一般的には食べ物を摂取し、咀嚼《そしゃく》し、味わう、吸う、嚥下《えんげ》などがあり、食物の消化に大切な唾液も分泌されます。

このほか、声を出し、歌い、会話するだけでなく、呼吸道としても働いています。

さらに、手に代わって物を咥《くわ》えたり、口笛を吹いたり、ときには闘争の武器として噛みついたりします。

まさに〝口八丁手八丁〟

最後の章では、食べ物をよく咀嚼して、細かく砕き、食物を消化道に送ることについて解説しましょう。

食べ物をよく咀嚼すると、血液が脳に運ばれます。顎《あご》の周りにはたくさんの動脈や静脈があって、咀嚼することは、心臓よりも上にある脳に血液を送るポンプの働きをするのです。

ふくらはぎは「第2の心臓」といわれていますが、私は、歯で噛むことが「第2の心臓」と思っています。

血液中のヘモグロビンが、あなたの脳に酸素や栄養素を運んで脳を活性化すると同時に、脳に溜まった脳ごみ（アミロイドベータ）を押し流して、認知症の予防をしてくれるのです。

最近では、唾液からＢＤＮＦ（Brain-derived neurotrophic factor；脳由来神経成長因子）が出ることがわかったことで、唾液が話題になっています。ＢＤＮＦが脳を修復して、うつや認知症を予防します。

ボケたくなければ、よく噛んで唾液を出しましょう！

31

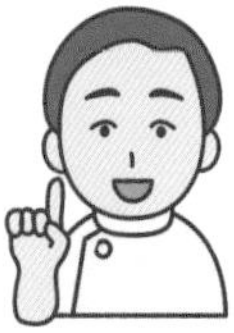

唾液はなぜ、からだにいいのでしょうか？

唾液は「口《くち》から液《えき》が垂《た》れる」と書きます。赤ちゃんはよだれ（唾液）が溢《あふ》れるくらい出ます。これは素晴らしいことなのです。

なぜでしょうか？

赤ちゃんはまだ免疫力が十分に備わっておらず、唾《つば》を溢れるくらいたくさん出すことで、口の中の汚れや細菌をキレイに洗い流しているのです。

ハイハイしながら手当たりしだいになんでもなめ回します。口の中は雑菌だらけです。よだれはばい菌を外に放出する自然の摂理なのです。

自分のからだの唾液腺から出てくる唾液の素晴らしさを、今一度味わってほしいものです。

驚くべき唾液の有効作用

唾液は99％が水分で、残り１％にたくさんの驚きの作用がある物質が多くあります。唾液にはさまざまな作用があります。どんな作用があるのでしょうか？

❶ご飯を食べやすくする

唾液には水分が豊富にあることで、口の中が潤い、食べ物が食べやすくなり、飲み込みやすくしたり、話しやすくする働きがあります。

❷アミラーゼという酵素の消化作用

私たちは歯で何回も咀嚼し、唾液と食物を舌の上で混ぜ合わせながら体内に送り込んでいきます。

ご飯をたくさん噛んで飲み込んだほうがよい理由の一つは、このアミラーゼを多く分泌作用させて、食物の消化を助けるからです。

❸ペリクルが健全な歯垢《しこう》を形成

磨いてきれいになった歯の表面を唾液の成分がコーティングします。これを「ペリクル」と言います。

ペリクルは、エナメル質の表面に膜を張ることで、歯質の脱灰を抑制します。また、ペリクルの上に唾液の成分を好む善玉菌がくっついて定着し、健全な歯垢が形成されます。

❹歯を強くする

「パロチン」という唾液腺ホルモンは、硬組織である歯の成長を促進させる効果があります。これは若返りホルモンの一つであり、骨の老化防止ホルモンでもあるのです。

口腔内の細菌は糖分をエサに活動し、酸を出して歯を溶かしますが、この溶けた歯を元に戻そうとする

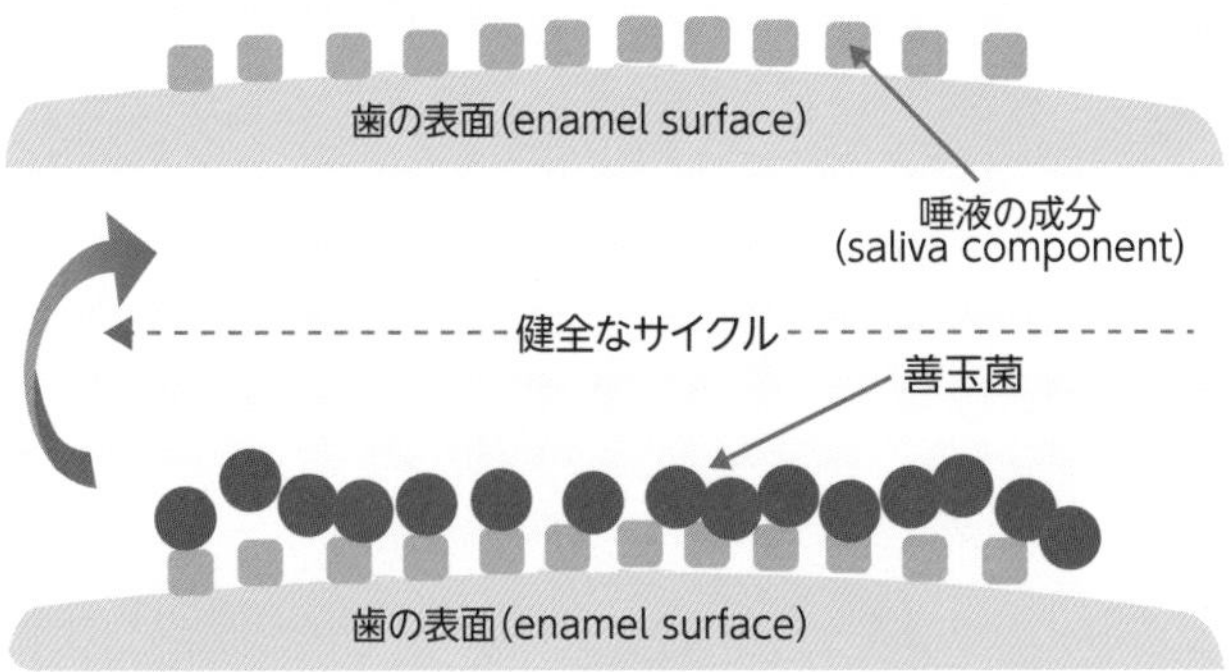

ペリクルによる健全なサイクル

働きを「再石灰化」と言います。唾液の中に含まれる「スタテリン」には、唾液中のカルシウムイオンやリン酸イオンの濃度を高く保ち、歯の再石灰化を促します。

❺pHを中性に保つ

食べ物を食べたり飲んだりすると、お口の中は酸性に傾いていきます。

これは、食べ物や飲み物に酸が含まれていたり、口の中の細菌が酸を出したりするためです。食べ物と一緒に体内に入ってくる雑菌を殺菌する働きもあります。口の中が酸性に傾いてしまうと、歯からミネラル成分が溶け出し、歯が溶かされやすくなります。

でも安心してください！　唾液には、酸性になった口中のpHを中性に戻してくれる「緩衝作用《かんしょうさよう》」があるのです。例えば、梅干しやレモンなどの酸っぱいものを食べると、唾液が多く出ます。これが、酸性に傾いたお口の中を中性に戻そうとする唾液の働き（緩衝作用）なのです。

❻口の中を洗い流す洗浄作用

唾液が少ないと、虫歯の菌が洗浄されずに停滞することで、虫歯や歯周病になりやすくなります。唾液は、そういった洗浄作用で悪い菌からの感染防止の役割も担っているのです。

❼数多くの細菌に対する効果

●リゾチーム……殺菌効果
●ラクトフェリン……歯周病毒素の無毒化
●免疫グロブリンA……抗菌剤
●ヒスタチン……細菌やカビ類を破壊
●ペルオキシダーゼ・カタラーゼ……がんの元である活性酸素を消去
●ディフェンシン……抗菌剤
●アグルチニン……殺菌効果

唾液にはまだまた未知の物質があり、その働きの多くはわれわれのからだを守ってくれているのです。唾液は、まったく副作用のない「天然の液体歯磨き剤！」です。毎日、よく噛んで唾液をしっかり出しましょう。それが健康の秘訣でもあるのです。

32

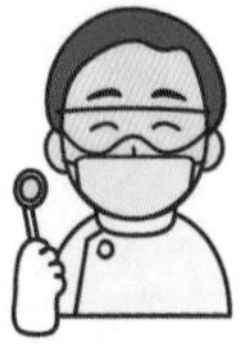

あなたは、1回の食事で何回噛んでいますか？

私は、難病の類天疱瘡になるまで、本当に早食いでした。難病になって、初めて噛むことの大切さを自覚したのです。今は、消化酵素をしっかり出すために、「一口、50回噛み」をしています。

当たり前のことですが、われわれ人間は、食べたものから作られています。

良い食べ物を食べれば、健康になります！

悪い食べ物を食べれば、病気になります！

良い食べ物とは？

何度も言います！

「未加工・未精製な食品」で「全体食（ホールフード）」です。

食材の切り方で噛む回数を増やせる

全体食は、太陽が作ったエネルギー、地球が作ったエネルギーをいっぱい含んでいます。ビタミン、ミネラル、食物繊維、ファイトケミカル、酵素を含んだ複合炭水化物など。野菜や果物は食物繊維が豊富で、噛まずにはいられない食品です。

食材の切り方も工夫しましょう！

ニンジンなら、輪切りではなく、太めの千切りにすることで、食物繊維が残り、噛む回数を増やせるのです。

シイタケなどのキノコ類は、手でちぎってそのまま使うのがおススメ。

どんな食材も大ぶりに切ることで、食べるときに噛む回数が増えるようになります。いつの間にか一口50回も噛んでいたということになるのです。

そして、食物繊維が腸内細菌のエサとなって悪しき腸内環境が改善します。すると腸内細菌叢（腸内フローラ）が正常化され、免疫力がアップして、ウイルスにも細菌にも打ち勝つからだとなるのです。

卑弥呼の時代は3990回噛んでいた

腸内環境の良し悪しは、毎日の「大きな便り」ではっきりとわかります。

悪い食べ物とは？

何度も言います！

「加工や精製された食品」です。

美食（グルメ）・飽食という言葉で形容される現代人の豊かな食生活。しかし、糖分の多い加工食品の普及、加熱調理法の進歩などで、現代人の噛む回数は大幅に減りました。

ずっと時をさかのぼり、卑弥呼のいた弥生時代は、食事1回分の噛む回数は平均３９９０回で、時間も50分かけていたとされています。

それに比べてわれわれ現代人の噛む回数は、６２０回。時間も、たったの10分しかかけていません。

早食いは、脳の満腹中枢が血糖の上昇をキャッチするまでに食べ過ぎてしまうのです。

食べ過ぎは〝万病の元〟

消化酵素を使い過ぎると、からだに余計なストレスがかかってしまいます。溜め込んだストレスは、がん・生活習慣病・老化の原因になるなど、ろくなことはありません。

私が日ごろの食べ過ぎを戒め、味覚の目覚めを体感するために、毎月「味覚の学校ひろしま　和《わ》の詩《うた》」の井上明美先生指導のもとに、「ゆるファスティング」を実践して2年になります。

1日絶食して、翌日から取り寄せ回復食（4〜7日分）を5日間、1日1食から2食をよく噛んで食べます。

味覚の学校で厳選された、株式会社まざーずはーとから送られてくる回復食（12の食材）が素晴らしいのです。それは次のようなものです。

発芽玄米ご飯（玄米粥）、豆腐（豆乳、おから）、乳酸菌納豆、天然もずく、野菜すり流し汁、青汁、甘糀豆乳、割り干し大根（有機千切り大根）、干しわかめ、即席みそ汁、てまいら酢、ほうじ茶……などです。

絶食中は、送られてきたほうじ茶を飲みます。私は、時間の合間にチョコチョコと、2リットルくらいを目安に飲みます。

デメリットはトイレが近くなることでしょうか。

小便は「小さな便り」と書きます。毒出しをしているので、色や臭いがあってもいい。からだからしっかり毒出しをしましょう。

一口ごとに箸を置く

よい食べ物を選び、食べ方を変え、暮らしを変えることで、健康と幸福になります。

よい食べ物を選ぶことについては、かなりお伝えしましたが、「食べ方を変えること」と「暮らしを変えること」にも気づいてほしいですね。

食べ方を変えることに関して、味覚の学校では次のようなマナーがあります。

- 感謝して食べる
- 楽しく味わって食べる
- ゆっくり噛んで食べる

このマナーを実践するためには、どうしたらよいのでしょうか？
まずは、箸置きを使いましょう。箸を一口ごとに置きましょう。

命をいただきます

古来、食物には神様が宿ると考えた日本人が、神様との間に一線を画するために、箸を置いて、結界したともいわれています。

「いただきます」といって箸を手にとることで、結界を解き、動植物の命を神様と共にいただいたのです。感謝して「命」をいただきましょう。

また箸置きは、「一口ごとよく噛んで食べる間《ま》」「一口ごと味わって食べる間《ま》」「ゆっくり会話を楽しむ間《ま》」です。間をとる感性は、日本人の素晴らしい文化です。

私が幼いころは、和食中心でテーブルには必ず箸置きがありました。また、箸の使い方をよく注意されたものです。朝からパンやハムなどの洋食は、箸がいりません。箸置きの習慣が育たない環境になっていませんか？　最近では、箸の持ち方がわからない母親や子どもが育っていることに大変危惧を感じています。

私の指は患者さんから「神業（ゴッドハンド）ですね（笑）」と、お褒めの言葉をいただいております。

今は亡き母親から箸の使い方を躾けられたおかげと感謝しています。

ゆっくり噛んで食べる

一口は親指くらいの量を目安にします。

噛む回数：１日目　玄米ご飯２００回、味噌汁10回

〃　：２日目　玄米ご飯50回、お粥30回、味噌汁10回

一口、２００回噛みすると、約２分間かかります。30口食べると、１時間かかり６０００回噛みしたことになります。

２日目から一口50回噛みすると約30秒かかります。１２０口食べると１時間かかり６０００回噛みです。

卑弥呼の時代３９９０回を上回りますね。

ゆるファスティングは、自分のからだの内なる免疫力を活動させ、代謝を高めて、自

然治癒力に導くために、厳選した食べ物をよく嚙んで咀嚼する「食《しょく》の行《ぎょう》」なのです。

箸置きを一口ごとに使って、ゆっくりと、嚙んで味わって、楽しんで食べましょう！

咀嚼という漢字には、嚙んで食べるだけでなく、「味わう」という意味もあります。

味覚の学校　「ファスティング　半断食セミナー（味覚の目覚め）２泊３日」と「ゆるファスティング（ｚｏｏｍ３回）」をおススメします。興味ある方は、下記ＱＲコードからお申し込みください。

「暮らしを変えること」について、私の考え方をお話しします。

健康を維持したり、健康を獲得するには、「棚からぼた餅」なんてことは、絶対にありません。お医者さんが、治すのではないのです。クスリが治すのでもありません。

それでは、だれが治すのでしょうか？　自身のからだの「サムシンググレート（人智を超えた偉大なる存在）」が治してくれるのです。

私は、自分のからだの不調を食養生で治しました。「類天疱瘡」という難病です。

定期的に一月ごとの「断食」と「食べ物を選び、食べ方を変え、暮らしを変えること」で完治しました。

超健康のための「七大要素」

今、私は健康の維持向上を図るため、次のような暮らしを実践しています。

❶新鮮な空気
❷天然のきれいな水
❸人間のからだに適した食事「プラントベース、ホールフード、ローフード」
❹毎日からだを活発に動かす運動習慣
❺十分な睡眠（早寝早起き）
❻日光浴
❼ストレスマネジメント「いつでも喜び、いつでも笑い、いつでも感謝し、いつも素直で、いつも前向き」

健康は、大きな車輪のようなものです。

どれか一つ欠けてもなめらかに回転せず、うまく動いてくれません。❸の食事以外の要素にも十分気をつけることが大切です。

最近、8年ぶりに健康診断をしました。結果は予想どおりでした。血圧、血液検査、腎機能・尿検査、脂質検査・糖代謝機能検査、尿酸、肝・膵機能検査、便検査もまったく異常が見られず、A判定でした。

「健康診断結果報告書」の指導事項にこんな一文がありました。

【……朝食を抜くと体内で脂肪の合成が進み、太りやすい体質になってしまいます。早起きを心掛け、少しでも朝食をとる習慣をつけましょう】

この文章からは、朝食を食べないと健康にならないと読めますが、本当にそうでしょうか。

朝食を食べることに疑問を抱いている私は、8年前から朝食は食べていません。体重は10キロ減量し56キロになりましたが、歯科医人生50年の中で今が最高！「心技体」の充実した人生を楽しんでいます。

奇跡の回復

以前、剣道の稽古中に右ひじに竹刀《しない》が当たり、打撲しました。当日と翌日は、違和感程度で仕事も難なくこなせたのが、３日目の真夜中から朝にかけて、右ひじに激痛が走り、熟睡できませんでした。

ひじを曲げることも、伸ばすこともできず、「これではとても仕事ができない」と思い、すぐにスポーツ障害専門の医療法人社団飛翔会　寛田《かんた》クリニックに駆けつけました。

レントゲン診断と視診、触診では骨に異常はなく、「水」が溜まっているので「すぐに水を抜きましょう」との寛田 司院長の診断に同意。

なんと12ccも溜まっていました。

診察が終わって会計を済ませ、帰宅するために車に乗ってびっくり！

右手で運転できる！

寛田先生から、今日一日は仕事を休むように言われましたが、夕方までしっかり仕事ができました。感覚的には85％の回復でしょうか。

三角巾と痛み止め（ロキソニン）と胃薬とシップ薬を処方されましたが、一度シップをしただけで、私は自身の「自然治癒力」を信じて使用しませんでした。

翌日の夕方、名古屋で「歯科大学同期の卒業50周年祝賀会」に出席して15分間、食養生のスピーチをしたときは95％の回復でした。

翌日に帰広した折は100％回復し、まったく痛みがなく、機能的にも完全に完治。受傷して5日目には剣道ができたのです。私は嬉しさのあまり、こんな言霊を叫びました。

「歯目耳鼻舌身意《はめみみはなしたしんい》の菩薩様《ぼさつさま》、五臓六腑様《ごぞうろっぷさま》、両手両足《りょうてりょうあし》の菩薩様ありがとうございます。今日も1日お守りください」

声を大にして言いたいです。

自分のからだには100人の名医がいます。その名医とは……自然治癒力という名の「スーパー自己免疫力《じこめんえきりょく》」です。

日々の健康に対する意識「自分の健康は自分で守る」という強い心構えをぜひ学んでほしいと思います。

33

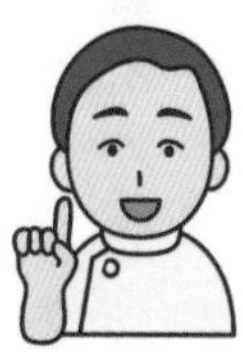

噛むことはなぜ健康にいいのでしょうか？

歯科医だから「噛むことが大事」と言っているのではありません。噛むことは自然界に存在する動物の摂理です。人間も動物ですから動きます。「運動」という字は「動いて運ぶ」と書きます。歩くことは、筋肉を動かせてからだを運ぶから運動です。噛むことも、咬筋《こうきん》を動かせて食べ物を食道に運ぶから運動なのです。どちらも運動で血液を心臓や脳内、からだの隅々まで運んでいるのです。運動による血液の循環が大切なのです。

噛むと血液の循環がよくなる

噛むことで血液の循環がよくなれば、新陳代謝を促進し、健康になること間違いありません。私の格言「咀嚼の心は母心　噛めば命の唾液湧く」のように、唾液による効果は絶大です。

「ひみこのはがい〜ぜ（卑弥呼の歯がいいぜ）」という語呂で表現されるように、噛むことには8つの効用があります。

❶「ひ」……肥満の予防

早食いの人ほど、肥満の度合いを示すＢＭＩ指数が高い傾向にあるという調査結果もあります。顎が弱くなり、噛めなくなると食べられる食品が限られてしまい、ビタミンや食物繊維などの栄養が不足する可能性も考えられます。

ゆっくりとよく噛んで食べることは、肥満対策だけでなく健康にとっても大切です。

❷「み」……味覚の発達

「お米は噛めば噛むほど甘くなる」と聞いたことがありませんか?

味覚を育てるために必要なのは、よく噛むことです。よく噛むことで唾液がたくさん出て、それぞれの食品の素材の持つ特有の味がわかり、味覚が発達します。

味を感知する味蕾《みらい》は、食べ物の味を感じる小さな器官です。舌に全体の3分の2ありますが、舌だけでなく上顎《うわあご》や咽喉《のど》にもあるので、よく噛んで、口の中全体で味わうと、美味しさが何倍にも広がります。

逆によく噛まないと、本物の味を感じられず、偏った味覚になりがちです。

❸「こ」……言葉を正しく発音

よく噛むと、あごや顔面の成長を促します。あごの骨が発達しないと口の中が狭くなり、舌の発達だけが正常であると口の大きさとアンバランスになり、充分に舌を運動させて正しい発音ができなくなります。また顔面が細面になって、歯並びを悪くする原因となります。

学校の歯科健診でも5割以上が不正咬合《ふせいこうごう》です。きれいな歯並びは言葉を正しく発音させるので、子どもには歯ごたえのあるしっかり噛める食材を食べさせましょう。

❹「の」……脳の発達

噛むためには、あごを動かすたくさんの筋肉が協調して働くことが必要です。

また、歯の根の周りには、神経がたくさん取り巻いて脳につながっています。噛むときにかかる力の情報は神経によって脳に伝えられ、脳は歯や筋肉と情報のキャッチボールをしながら、うまく噛めるようにあごを動かします。

よく噛むと脳の血流や代謝がよくなって、特に記憶をつかさどる海馬《かいば》の神経細胞を活性化させることがわかっています。ガムを噛んだあとと、噛まないで記憶のチェックをする実験では、噛んだあとは、全員の記憶力が向上していたということです。

❺「は」……虫歯や歯周病の予防

噛むことによって、歯ぐきや口の粘膜はマッサージ刺激を受け、リンパ液や血液の流れが促進されて、これらの組織の健康を保ちます。唾液の分泌もよくなって、口の中を清潔にします。特に繊維性の食物を噛むことで、歯に付着したバイ菌（プラーク）をある程度取り除くことができます。

❻「が」……がんの予防

発がん物質を体内に入れないことが重要ですが、単純炭水化物や添加物だらけの加工食品・精製食品を食べ過ぎると、活性酸素がたくさん発生します。

唾液中の酵素ペルオキシダーゼ・カタラーゼは、発がん毒性のある活性酸素を減少させるのです。よく噛めば唾液の分泌が促進されて、がんの予防になります。

❼「い〜」……胃腸快調

よく噛むことで唾液がたくさん分泌されます。唾液にはアミラーゼという消化酵素が含まれています。唾液と混ざり細かく柔らかくなった食物が胃の中を通過することで、胃腸が活発になります。

よく噛んだ刺激は、脳から胃に伝えられ胃の働きもよくします。胃腸の負担を減らすとともに、元気に活動するために必要な栄養素を十分に吸収できます。

❽「ぜ」……全身の体力向上と全力投球

「ここ一番」の力が必要なとき、ぐっと力を入れて噛みしめたいとき、丈夫な歯がなければ力が出ません。歯を食いしばることで力が湧いてきます。スポーツだけでなく、あらゆる活動を始める際に、絶対に必要なことなのです。

34

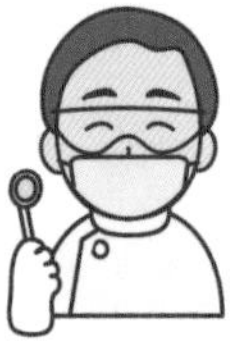

あなたは日頃から「噛むトレ」をしていますか？

現代人は、1回の食事でわずか620回と、本当に噛む回数が少なくなっています。よく噛まないので、当然、あごの周りの筋肉（咬筋《こうきん》・頬筋《きょうきん》・顎舌骨筋《がくぜつこっきん》など）が衰えてきます。

高齢者は口の周りの筋肉が衰えて、オーラルフレイル（口腔の虚弱）となって誤嚥性《ごえんせい》肺炎《はいえん》になったりします。また、最近の子どもはあまり噛まないので、歯並びの悪い不正咬合《ふせいこうごう》が増えてきています。

筋肉は何歳になっても増やせる組織です。

「Use or Lose（使わなければ衰える）」と言われます。

筋肉は衰えることがないのです。

ぜひとも「ガムによるトレーニング」で、口の周りの筋肉を鍛えて、自身のさらなるパワーアップをしましょう。

大谷選手もやっているガムトレーニング

噛む・飲み込むという機能に重要なのは、唇を閉じることと、舌の位置です。ガムトレーニングで楽しく、舌の位置と筋肉の動きを確認しながら、しっかり噛む筋肉を育てましょう。

❶椅子に姿勢よく座り、ガムを少し柔らかくなるまで噛む
❷左右の奥歯で各10回噛む
（こめかみにある側頭筋や咬筋が大きく動くよう口を大きく開けて、よく噛むようにしましょう）
❸左右の犬歯で各10回噛む
❹ガムを丸めて前歯で口を閉じたまま、大きく10回噛む

（ここまでわずか1分です）

❺ガムを丸めて、上の前歯に上唇で押し付ける
（これを5秒5回繰り返します）

❻ガムを丸めて、下の前歯に下唇で押し付ける
（これを5秒5回繰り返します）

❼ガムを丸めて、前歯の裏側の「切歯乳頭《せっしにゅうとう》」と呼ばれるスポットに、舌で5秒押しつける
（いつも舌が上顎に位置するように習慣づけます。これを5回繰り返します）

❽ガムを丸めてスポットに押し付けたまま唾を飲み込む
（これを5回繰り返します。ガムトレーニングを行っていないときも、飲み込むときは舌をこの位置にしましょう）

子どものガムトレーニングの方法とそのポイントについて、小児歯科専門医の土岐志麻先生が解説していますので、ＱＲコードから動画をご覧ください。

知られざる噛むパワー

ＮＨＫ『あさイチ』（２０２３年６月５日）で、「噛むパワー・カムトレでほうれい線や薄毛解消！」が放送されました。この番組では「知られざる噛む噛むパワー」を紹介していました。ご紹介しますので、ぜひ参考にしてください。

❶頭皮の血流アップで薄毛予防に⁉

噛むことで咀嚼筋《そしゃくきん》が動き、口腔内の刺激によって頭皮の血流量が約50％アップします。血流量が上がると頭皮に栄養や酸素を供給するので、毛髪にもよい影響が出ると考えられます。

１日にガムを30分以上噛む人は、そうでない人に比べて毛髪が10％太い傾向になることがわかってきました。

血流が上がったことで、毛髪の質も上がっていると考えられます。

❷噛むとフェイスラインアップ

製薬会社の研究で、女性56人に1日3回、8週間ガムを噛み続けてもらったところ、あごから頬《ほほ》にかけてフェイスラインの角度が57・9度➡64・5度と約7度ほどアップしたことがわかりました。

❸噛みながらの勉強で子どもの成績アップ

アメリカの研究で、中学生106人に3か月ほど数学の勉強中にガムを噛んでもらったところ、ガムを噛みながら勉強したグループは、噛まないで勉強したグループと比べて、平均4点成績がよかったそうです。

❹噛みながら歩いて脂肪燃焼率アップ

男女15人にガムを噛みながら歩いてもらったところ、何も噛まないで歩いたグループと比べて、ガムを噛みながら歩いたグループは、13・6％脂肪消費量が増えたという結果になりました。

❺疲れ目の予防

噛むことで目の血液が促進され、目の疲れや乾きを感じにくくなります。

❻噛むことで脳が活性化され、眠気防止や頑張れる気持ちになる

メジャーリーグの選手がよくガムを噛んでいるのを目にします。あの大谷選手もベンチにいるときガムを噛んでいます。最近は日本のプロ野球でも見られるようになりました。野球では、ボールを捕球する、盗塁するなど、常に緊張しっぱなしでプレーを続けたとしたら、小さなミスでも慌ててしまい、大きな失点につながります。ガムを噛む行為は心臓の鼓動とリンクするので、ゆっくり噛むことで上昇した心拍数を低下させ、冷静に物事を判断できるようになります。

私も仕事中にガムを噛んで、脳を活性化して、集中力を高めています。

❼噛む力が強いとストレスに強くなる

静岡県立大学の桑野稔子教授によると、80人の女子大学生に筆記テストなどで強いストレスを与えたところ、噛む力が強い人ほどストレスを感じにくく、回復するのも早

かったそうです。咀嚼能力を高めることで、ストレスがかかってもすぐに安静状態に戻ってストレスが長引かないのですから、噛まないという手はないと知るべきでしょう。

❽噛むという規則正しいリズム運動がセロトニン分泌を高める

日光を浴びると、私たちの脳内では幸せホルモン「セロトニン」が分泌されるといわれています。また「食べる（咀嚼）」という一定のリズミカルな運動を反復して行うと、セロトニンが増加して精神が安定するという報告もあります。

ふだんの食事で、ある程度歯ごたえのある硬さの食材を選び、噛むことを意識しながら食べるだけでも、セロトニンの分泌に効果的です。

私は、食事はもちろんのこと、ガムを日常的に噛むことでセロトニンをたくさん分泌していると思っているので、いつも幸せです。

歳をとって噛む能力が衰えてくると、全身の健康に影響してきます。ですから40代や50代から噛む能力をしっかりと鍛えて、口腔機能を衰えさせない、要介護認定にならないように、食事やガムなどでたくさん噛む習慣を身につけてほしいものです。

35

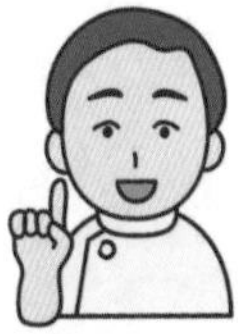

あなたは口を閉じたときに、舌が上あごにピッタリついていますか？

えーっ！　考えたこともないですか？

口を閉じたときに舌がどこにあるかはきわめて大切なことなのです。

じつは、舌の位置によって「鼻呼吸」か「口呼吸」かが決まっています。

「噛むトレ」でもお話ししましたが、舌は上の前歯に触れず、そのやや後ろにある切歯乳頭と呼ばれる位置にベッタリついている状態が正しいのです。

無意識にこの位置にある人は鼻呼吸をしていて「健康

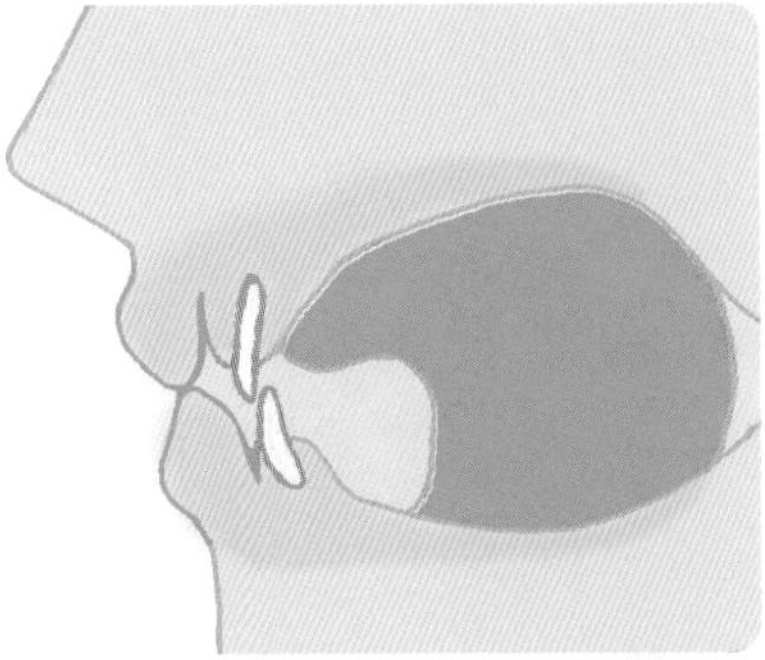

口を閉じたときの舌の位置

の切符」を持っているといっても過言ではありません。

さまざまな病気の引き金となる〝口呼吸〟

口呼吸は「病気の切符」を持っているようなものです。

舌が上の前歯や下の前歯の内側の歯ぐきに付いている人は、舌が弱って口呼吸になっています。

口呼吸をやめて、鼻呼吸の習慣をつけるために特に重要なパーツが「舌」です。舌トレ（舌筋を鍛えるトレーニング）を数種類紹介しますので、日常生活の中での舌トレで舌筋《ぜっきん》を鍛えましょう。

❶「あいうべ体操」で舌トレして口呼吸を改善する

健康に欠かせない唾液の分泌を増やすための「舌のトレーニング」です。

具体的には次のようにします。

● 「あー」と口を縦に大きく開く。
● 「いー」と口を横に大きく広げる。
● 「うー」と唇をとがらせて口を前に突き出す。
● 「べー」と舌を思い切り突き出して下に伸ばす。

コツは、大げさなくらい大きく口を動かします。

1回につき5秒ほどかけてゆっくり行います。

これを1回として、1日30回を目安に行います。また、10回を朝昼晩の3回行うなど、分けて行ってもいいでしょう。

「あいうべ」のうち、「あ」「い」「う」という口の動きは、口輪筋《こうりんきん》や表情筋を鍛えるのに役立ちます。

特に、唇をとがらせて前に突き出す「う」の動きは、口を閉じる力をつけるのに有効です。

そして「べー」と舌を出すことで舌筋が鍛えられます。舌を正しい位置に引き上げるためには、舌筋を鍛えることが最も重要なのです。

3

「あいうべ」と口を大きく開けるだけの簡単な体操によって、舌が本来の正しい位置をキープできるようになると、自然と口を閉じた鼻呼吸が身につきます。

次の項目は、NHK『あさイチ』（2023年5月9日）で「舌とれで舌&のどを鍛えて若返りSP」として放送されました。

私も実践して、素晴らしい若返り効果を実感しています。

❷あっかんべー運動

「落《お》ち舌《した》」ってご存じですか？

舌の正しい位置は、上あごにべったりついている状態です。

しかし、長く続いたマスク生活の影響で口呼吸になり、無意識のうちに舌が下がり筋肉が緩む状態になります。

舌の筋肉が緩むと、つられて周りの筋肉も緩んでしまうので、ほうれい線や二重あごが悪化します。

これを「落ち舌」と言います。

この運動は落ち舌はもちろんのこと、あご下の引き締めにも効果は絶大。

口元は、リラックスして舌だけに力を入れましょう。
さあ、練習です！

①舌をあっかんべーと突き出して、４秒キープする
②舌を口の奥に思いっきり引っ込めて、４秒キープする
③休憩を８秒とる
④「①と②」を８セット行う

❸歯ペロ運動
フェイスライン全体を引き締める効果があります。
顔は正面かやや上向きで、両手で顔を押さえながら行うと効果的です。

①口を閉じて、舌で歯の表面を１本ずつなぞる
②時計回り・反時計回りを各４周行う
③８秒休憩

④口を閉じたまま、舌で歯の裏側を1本ずつなぞる
⑤時計回り・反時計回りを各4回
⑥「①〜⑤」を1セットとし、合計4セット行う

❹全力！　上あご押し

顔全体のリフトアップにも効果があるトレーニングです。
舌が上あごから外れないように、上あごを舌全体でベターッと押し込むイメージです。
歯を食いしばらないように注意してください。

①舌で上あごを全力で8秒押す
②8秒経ったら脱力
③「①と②」を8セット行う

❺早口言葉の音読

舌と一緒に「表情筋」も鍛えるトレーニング、早口言葉の音読です。

さっそくやってみましょう。鏡を見て行うと効果的です。

❻「かてぃる　とぅ　とぅ　るてぃか」
「かてぃる」で、連続して舌の幅を変化させ、舌の中央を鍛えます。

「とぅ」のときには口をすぼめて唇を突き出し、唇の周りの筋肉をしっかり動かします。

❼「だぞざど　どざぞだ」
舌先に効果のある早口言葉です。
口の空洞を大きく作り、表情筋をしっかり動かしましょう。

❽「うにふり　りふにう」
唇の周りの筋肉を鍛えるフレーズです。
「う」と「ふ」は唇を上下均等に突き出すのがポイントです。
「に」と「り」は笑顔を意識して、唇を真横ではなく、斜め上に持ち上げましょう。

36

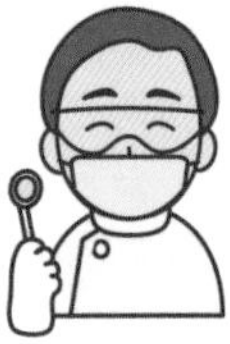

仙骨《せんこつ》が歪《ゆが》むと咬合《こうごう》異常になることを知っていますか？

仙骨って、どこにある骨だかわかりますか？

仙骨は背骨（頸椎《けいつい》7個・胸椎《きょうつい》12個・腰椎《ようつい》5個）の下端で、骨盤中央部にあって、逆三角形をなし、前方には男女の生殖器などを支えて保護する「手のひら大の骨」です。

仙骨の「仙」は、仙人、仙薬、神仙など「万能」「頂上を極めた」「不老不死」「不思議な力」などを意味する文字です。

仙骨の歪みを正すことは、まさに万病を治す源なのです。

それはなぜでしょうか？

仙骨バイブレーションが生命エネルギーを調整している

人間のからだは、一見静止しているように見えますが、実際は精妙に振動しています。人間以外の脊椎動物は、テーブルと同じ4本足ですから、物理的に安定して立って歩くことは不思議ではありません。しかし、人間だけが2本足で歩いたり、走ったり、また片足で立ったまま姿勢を維持できるのは、仙骨が精妙なバイブレーションを発しているからなのです。

勢いよく回転している「コマ」は一見静止しているように見えますが、これと同じことが人間のからだにも起こっているのです。

そして、仙骨は生命エネルギーの源であり、またその量を調整するバルブの役目をしています。

生命エネルギーである仙骨バイブレーションは、上は脊柱《せきちゅう》を経て頭蓋骨《ずがいこつ》（脳）へ、下は骨盤を経て足先まで送られ、全身に行きわたり、各器官を機能させているのです。

仙骨はすべての行動の中心・起点

例えば、コンパスで円を描こうとするとき、その先端の針とエンピツを動かしてコンパスを広げますが、このとき上部の留め金の部分がまず動かなければ開きません。

それと同じように人間の足が動くときには、じつは足の付け根、つまり骨盤から動き出すのです。そして、その前にまず骨盤の中心にある「仙骨」が行動を起こしているのです。

その際に、もし仙骨が正しいバイブレーションを発していないと、コマの回転が弱いのと同じで、人間はヨロヨロした動きしかできません。

コマの心棒が曲がってしまうと、その回転が不安定になるように、人体の中心である仙骨が変異を起こすとバイブレーションは低下し、病気や症状などさまざまな不安定要素が発生するのです。

仙骨バイブレーションが低下するとさまざまな不快症状が現れる

仙骨バイブレーションが低下すると、次のような症状を引き起こします。

- からだが重く、疲れやすくなる
- 風邪をひきやすくなる
- 朝起きるのが辛くなる
- 歩行中つまずいたり、よくぶつけたりする
- 顎関節症や咬合異常になりやすい
- ものを持つのが不安定になる
- 肉体的・精神的に不安定になる

仙骨バイブレーションの低下が起こる最大の原因は、精神的ストレスです。
また、ウォーキング不足や転んだり、つまずいたり、階段から落ちたりしてケガをすることも原因の一つです。

脊椎は単なる神経の通路ではなく、生命活動の源である仙骨バイブレーションを全身

に伝える回路として、大きな働きを担っているところなのです。

そして神経の役目は、バイブレーションの低下した箇所を感知して、痛みや痒《かゆ》み、痺《しび》れとして脳にサインを送ることにあるのです。

仙骨無痛療法（良法）＝MRT良法について

昨年（2023年）、剣道の試合に出たところ、終了後に右の腰椎に痛みを覚え、1か月近くズボンをはくのにも不自由を感じていました。

ところが、知人の紹介で行った「MRT（マート）広島」オフィスでの、わずか1回の仙骨の歪みを正す治療で、腰椎の痛みがまったく消えたのです。仙骨は「人体の要」、人間の中心ですごいと実感しました。

私はいままで何度となく、頸椎や腰椎を痛めて仕事ができないほどの激痛に悩まされていました。

整体や鍼灸に行って治したりしていましたが、原因は仙骨の歪みにあったのです。

この私の実体験から、仙骨を正せば健康になるとはっきり言えます。仙骨からほど遠い顎関節や歯の咬合異常も改善する、と直感でわかります。

ＭＲＴ良法（ここでは「良法」と呼んでいる）には４つの特徴があります。

●仙骨の1点のみを調整する
●無痛である
●瞬間である
●効果は肉体だけにとどまらず精神面にも表れる

ＭＲＴ良法が素晴らしいのは、病気や症状を取り除くだけでなく、自分の元気だったときの要素を取り戻すことにあります。

この療法（良法）は、創始者・内海康満先生によって生み出された、世界に類のない独自のものです。

ＭＲＴとは、Magnetic（磁気により）、Reading（読み取る）、Technique（技術）の頭文字から名付けられたものです。ＭＲＴは、フランチャイズ方式によって、全国どこでも、同じ方法、同じスタイルの治療が受けられます。

詳しくは、下記ＱＲコードからご覧ください。

第3章は「健康の秘訣は噛んで唾液を出すこと」というテーマでたくさんのことを学びました。

咀嚼《そしゃく》やガムトレや舌トレ、そして仙骨の大切さをあなたは知りました。でも、知っただけでは、何の効果もありません。

大切なのは、実践して習慣化して、口の機能回復とその維持向上を図る努力をすることなのです。

誤嚥性肺炎《ごえんせいはいえん》ってご存じですよね。

食べ物が食道ではなく気管に入ってしまい、肺に炎症を起こしてしまう病気です。日本人の死亡原因の第6位になっている誤嚥性肺炎は、高齢者に多い病気ですが、飲み込む力が衰え始める40代からの予防が重要です。

予防に勝る治療はありません。

何歳からでも咀嚼筋《そしゃくきん》、舌筋《ぜっきん》、口輪筋《こうりんきん》、表情筋《ひょうじょうきん》を鍛えることができます。本章で説明したようにトレーニングすればよいのです。お金はかかりませんよ。

今すぐチャレンジしましょう！

おわりに

最後まで読んでいただき、ありがとうございます。

自分の歯を生涯残すための方法（歯磨き剤や歯の磨き方、そして歯磨きグッズなど）を理解していただけたでしょうか？

あとは、毎日のあなたの歯を磨く時間の確保です。歯を100歳まで残せるか否か、すべてはそれ次第です。

歯磨きを「歯道《はどう》」としてとらえて、もっと自分の歯を大切にしてほしいと思います。

たかが歯磨き、されど歯磨きなのです。

自分のかけがえのない歯を生涯守り、虫歯や歯周病にしないために、ライフスタイルを変えて時間を作りましょう。

そのための必要な時間を、毎日、最低15分間作りましょう。

歯の健康なくしてからだの健康はありえません。歯が健康であれば、なんでも美味しく噛めて食事を楽しめます。

そして次に何を食べるか……が一番大切なことですが、これは第2章でお伝えしています。また、食べ方についても解説しました。

1日3食（朝食・昼食・夕食）は、はっきり言って食べ過ぎです。新陳代謝が激しい子どもや肉体を使う仕事の方は3食あるいは4食必要かもしれませんが、中高年、高齢者は1食か2食で十分です。

もしあなたが生活習慣病で薬を飲んでいるなら「断食」をおススメします。私は断食だけで難病を完全に克服しました。

病気を治すのはクスリではないのです。もともとからだの中に備わった「自然治癒力（サムシング・グレート）」を引き出すことができれば治るのです。

もう一つの秘訣は、何といっても「噛んで唾液を出すこと」です。私はそのことを拙著『ずっと健康で長生きしたいなら噛んで唾液を出しなさい』（評言社）で強調しました。

「何が真実か？」が見えなくなっている情報過多社会においてはなかなか真実の情報

をつかむことは難しいかもしれません。しかし、本書で私が解説していることは、私が体験して効果を確かめ、あるいは日々実践していることですので、ぜひマネをしてください。

噛んで唾液をたくさん出し、美味しいと感じることこそ「生きる（生きがい）」の基本です。人生楽しく、健康長寿（健口腸寿）を全うしましょう。

私は2023年9月に長男の中西茂と院長を交代しました。孔子が70歳のときに、「心の欲する所に従えども矩をこえず」と言っています。

これからは名誉院長として、健康寿命と歯科医師としての職業寿命を100歳まで延伸して、社会貢献をしたいと願っています。

私が一人前の歯科医になるまで、本当に数多くの方々に支えられてきました。1男2女の子と孫たちに囲まれ、スタッフにも恵まれて、「今が最高!!」と言える歯科人生を歩んでいます。

本書の出版にあたって多くの方々のお力添えをいただきました。特に、鶴見クリニック院長の鶴見隆史医師には、酵素栄養学セミナーで多大なご指導をいただきました。また、ＭＲＴ広島の岡崎義実先生、一般社団法人 歯の寿命をのばす会の伊勢海信宏先生、株式会社まざーずはーとの折笠廣司社長、味覚の学校ひろしまの井上明美先生、足管理健康協会の福元典子先生、ＪＴＰイオンシーリング研究所の山本誠先生、中西歯科医院のスタッフの皆様、私にかかわるすべての皆様、本当にありがとうございました。感謝申し上げます。

私は２０２６年に喜寿を迎えます。私自身の使命感をさらに磨き、多くの方々の健康長寿を全うすべく、今後も、命ある限り天職である歯科医道に邁進する所存です。

中西 保二

２０２４年７月吉日

■参考文献

ずっと健康で長生きしたいなら噛んで唾液を出しなさい／中西保二／評言社
3days断食／鶴見隆史／評言社
細切り寒天健康法／鶴見隆史／かざひの文庫
食物養生大全／鶴見隆史／評言社
ナチュラル・ハイジーンQ&A／松田麻美子／日本ナチュラル・ハイジーン普及協会
歯槽膿漏　抜かずに治す／片山恒夫／朝日新聞社
抜くな削るな切るな　つまようじ法で歯も体も健康／渡邊達夫／リサイクル文化社
何を食べたらいいの？／安部司／新潮文庫
5つのセルフ・ヒーリング／「新医学研究会」編著
ヴィーガン革命／船瀬俊介／ビオ・マガジン
和食の底力／船瀬俊介／花伝社
食べるだけで脂肪が燃える！きゅうりダイエットスゴうまレシピ／鶴見隆史／宝島社
すりおろしキュウリダイエット／藤下みなこ／鶴見隆史監修／扶桑社
正しい玄米食、危ない玄米食／鶴見隆史／かざひの文庫

97パーセントの人が知らない歯の寿命のルール／一般社団法人 歯の寿命を延ばす会
なぜ歯周病で歯が抜けるのか？／一般社団法人 歯の寿命を延ばす会
虫歯になる原因とセラミックの効果／一般社団法人 歯の寿命を延ばす会
食生活と身体の退化／W・A・プライス／片山恒夫訳／恒志会
開業歯科医の想い／片山恒夫／恒志会
味覚の学校／折笠廣司　浜野光年／マザーズハート
実験医学特集口腔細菌叢／企画 山崎和久／羊土社
口の体操「あいうべ」／今井一彰／マキノ出版
腸を元気にすると人生が変わる／星子尚美／社会評論社
50歳からの病気にならない食べ方・生き方／石原結實／祥伝社黄金文庫
ガンが消えた！細胞が甦った！奇跡の治療／内海康満／徳間書店

《著者紹介》

中西保二（なかにし・やすじ）

歯科医師（中西歯科医院名誉院長）
一般社団法人国際歯周内科学研究会会員
歯科医師臨床研修指導医
養心館館長
広島大学医歯薬学部剣道部師範
剣道教士7段

1948年、広島市生まれ。

1973年、愛知学院大学歯学部卒業。同年、ア歯科広島東グループ小松診療所勤務。

1980年、中西歯科医院開設。1990年、中西歯科医院移転開業。2003年、医療法人あした会中西歯科医院設立。2023年、医療法人あした会なかにし歯科・こども・矯正歯科改名。現在、中西歯科医院名誉院長。著書に『ずっと健康で長生きしたいなら噛んで唾液を出しなさい』（評言社）がある。

中西 茂（なかにし・しげる）

歯科医師（中西歯科医院院長）
2008年、北海道医療大学卒業。2009年、同大学で臨床研修修了。
2009～2016年、大阪にて勤務（もりかわ歯科志紀診療所にて院長として勤務）。
2017年、広島に戻り、中西歯科医院勤務。2023年、中西歯科医院院長就任。

■医療法人あした会 中西歯科・こども矯正歯科ホームページ
https://www.251-6480.com/

美味しいと感じることこそ「生きる」の基本

2024年　7月25日　初版　第1刷　発行

著　者　　中西 保二／中西 茂
発行者　　安田 喜根
発行所　　株式会社 評言社
東京都千代田区神田小川町2-3-13 M&Cビル3F（〒101-0052）
TEL. 03-5280-2550（代表） FAX. 03-5280-2560
https://hyogensha.co.jp
印刷　中央精版印刷 株式会社

ISBN978-4-8282-0745-2 C0077
定価はカバーに表示してあります。